Ingrid Kleindienst-John

SOS Hustenzwerg

Ätherische Öle und Kräuter für Kinder von 0–12

Danke!

Für ihre geduldige Mitwirkung möchte ich mich bedanken bei meinen Großnichten Victoria, Lena-Sophie, Anna, Johanna, Julia und Hanna-Teresa, bei meinen Enkelkindern Helena und Alexander und bei Konstantin und Lina, den Kindern von Freunden.

Weiters gilt mein Dank meinen Söhnen, meiner Schwiegertochter, meinen Nichten und Neffen – sie haben mir bereitwillig mit guten Ideen zur Seite gestanden.

Dank gilt auch meinen beiden Schwestern Sigrid und Silvia, die meiner Erinnerung an die uns selbst verabreichten Hausmittel auf die Sprünge geholfen haben.

Nicht zuletzt aber möchte ich meinem Mann Kurt danken. Ohne den Gedankenaustausch mit ihm wäre ich nur halb so erfolgreich.

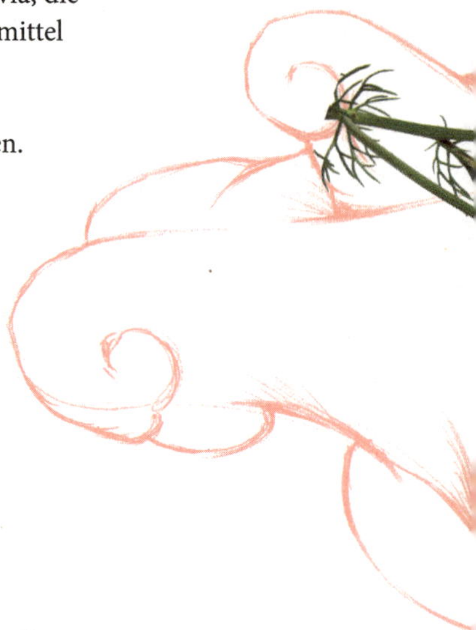

ISBN 978-3-99025-159-1

9. Auflage

www.freya.at

Layout & Märchenillustrationen: freya_art, Daniela Waser
Lektorat: Magdalena Fuchs, Dorothea Forster
Fotos: Ingrid Kleindienst-John, Kurt John
© Fotolia: Emer, Melpomene, Janina Dierks, gzorgz, margo555, Steve Young, ILYA AKINSHIN, lily, vvoe, gunnahl, pluto73, Petrik, marcus_hofmann, photocrew, Floydine, Stefan Körber, Dmitry, Team 5, Xavier, Christian Jung, Vesna Cvorovic, Olesia Bilkei, Alois, Annika Gandelheid

printed in EU

MIX
Aus verantwortungsvollen Quellen
FSC® C014138

Ingrid Kleindienst-John

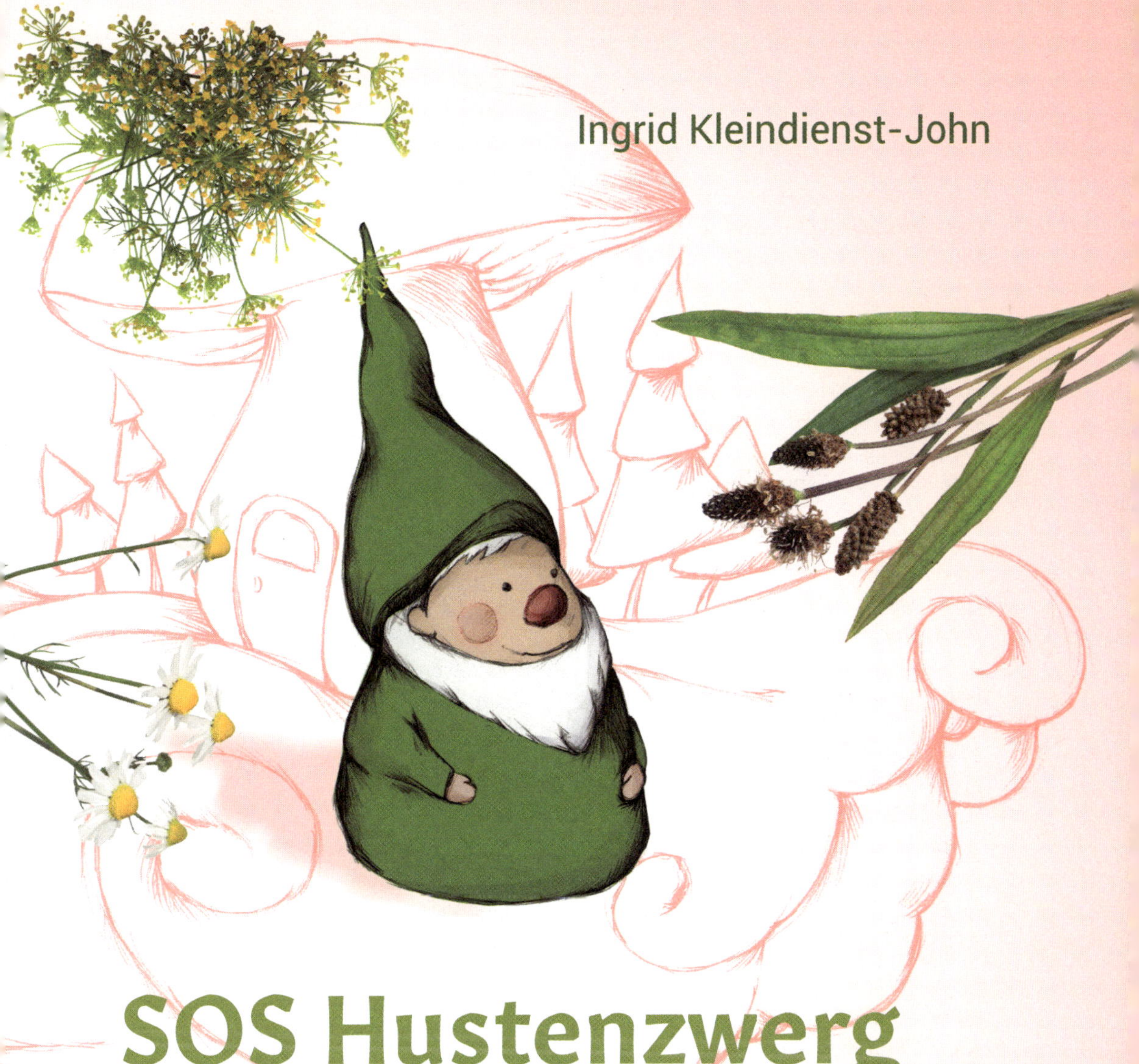

SOS Hustenzwerg

Ätherische Öle und Kräuter für Kinder von 0–12

freya

INHALT

WARENKUNDE

REZEPTE

ALLGEMEINE REZEPTUREN

INHALT

HILFREICHES ZUR ANWENDUNG

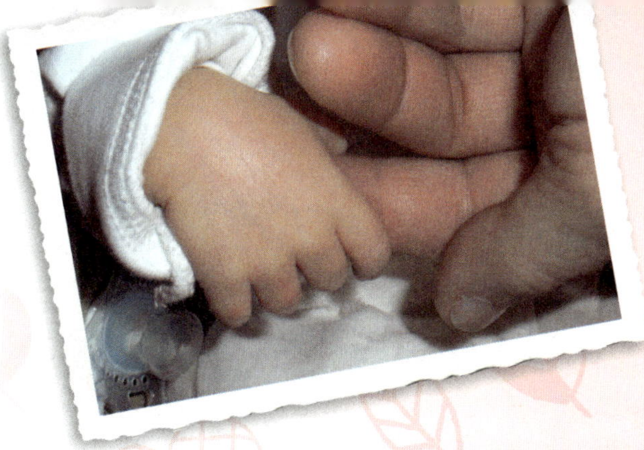

„Was man als Kind geliebt hat, bleibt im Besitz des Herzens bis ins hohe Alter."

Khalil Gibran

Ätherische Öle und Kräuterpräparate für Kinder: Geht das überhaupt? Und ab welchem Alter kann man sie verwenden? Ist das nicht zu viel für kleine Nasen? Wie ist das dann mit der Dosierung?

So oder so ähnlich lauten vielfach die Fragen, mit denen ich immer wieder konfrontiert werde.

Meine Antwort darauf lautet: Ja, man kann ätherische Öle auch schon für die Kleinsten verwenden, vorausgesetzt, man nimmt die richtigen, und dann nur die mit der besten Qualität. Ähnlich verhält es sich mit Hydrolaten und Kräuterzubereitungen. Der Umgang mit diesen Schätzen der Natur sollte allerdings immer verbunden sein mit Vorsicht und mit genauer und kindgerechter Dosierung.

Besonders Kinder reagieren oftmals recht rasch auf die sanften Reizwirkungen richtig eingesetzter ätherischer Öle, Hydrolate und entsprechend verwendeter Heilpflanzen. Diese Seite der Naturheilkunde ist nicht neu: Mit der Schulung unseres eigenen Bewusstseins für die Kräfte von Heilkräutern und ätherischen Ölen schenken wir uns und unseren Kindern etwas sehr Wertvolles – wir schenken uns Zeit und Zuwendung, sei es für die alltägliche Pflege oder im Falle einer Erkrankung. Und wir pflanzen in die Erinnerung der Kinder auch, wie man achtsam mit den Gaben der Natur umgehen sollte. Ich habe im Laufe der Zeit bereits viele Erfahrungen mit Aromaarbeit bei Kindern machen dürfen, zumeist waren die Kinder sehr begeistert von den Düften und die Eltern von der Wirkung der ätherischen Öle. Ebenso erging es mir mit anderen Naturprodukten, wie heilsamen Pflanzenwässern und Kräutertees, die besonders auch für die kleineren Kinder hervorragend einsetzbar sind.

Diesen Erfahrungsschatz möchte ich gern mit Ihnen teilen. Bedenken Sie dabei aber immer, dass wir es nicht mit kleinen Erwachsenen zu tun haben:

Kinder sind etwas ganz Besonderes!

Beim Einsatz und bei der Dosierung sowohl von ätherischen Ölen als auch von Kräuterzubereitungen müssen wir darauf immer Rücksicht nehmen!

Und bitte bedenken Sie auch, dass die in diesem Buch mitgeteilten Ratschläge keinesfalls den Besuch beim (Kinder-)Arzt Ihres Vertrauens ersetzen können …

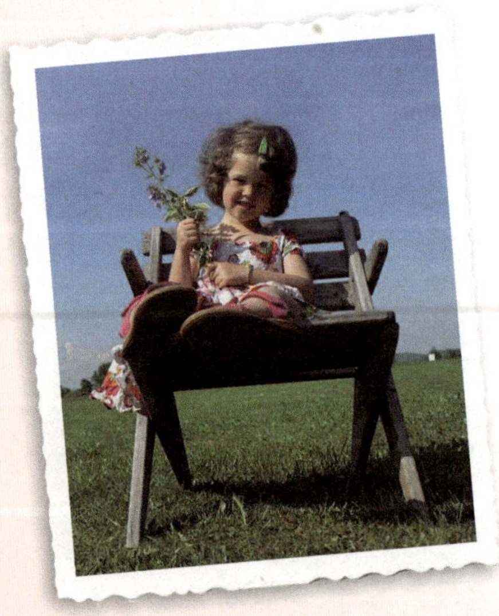

„Das ganze Leben ist
ein ewiges Wiederanfangen.“

Hugo von Hofmannsthal

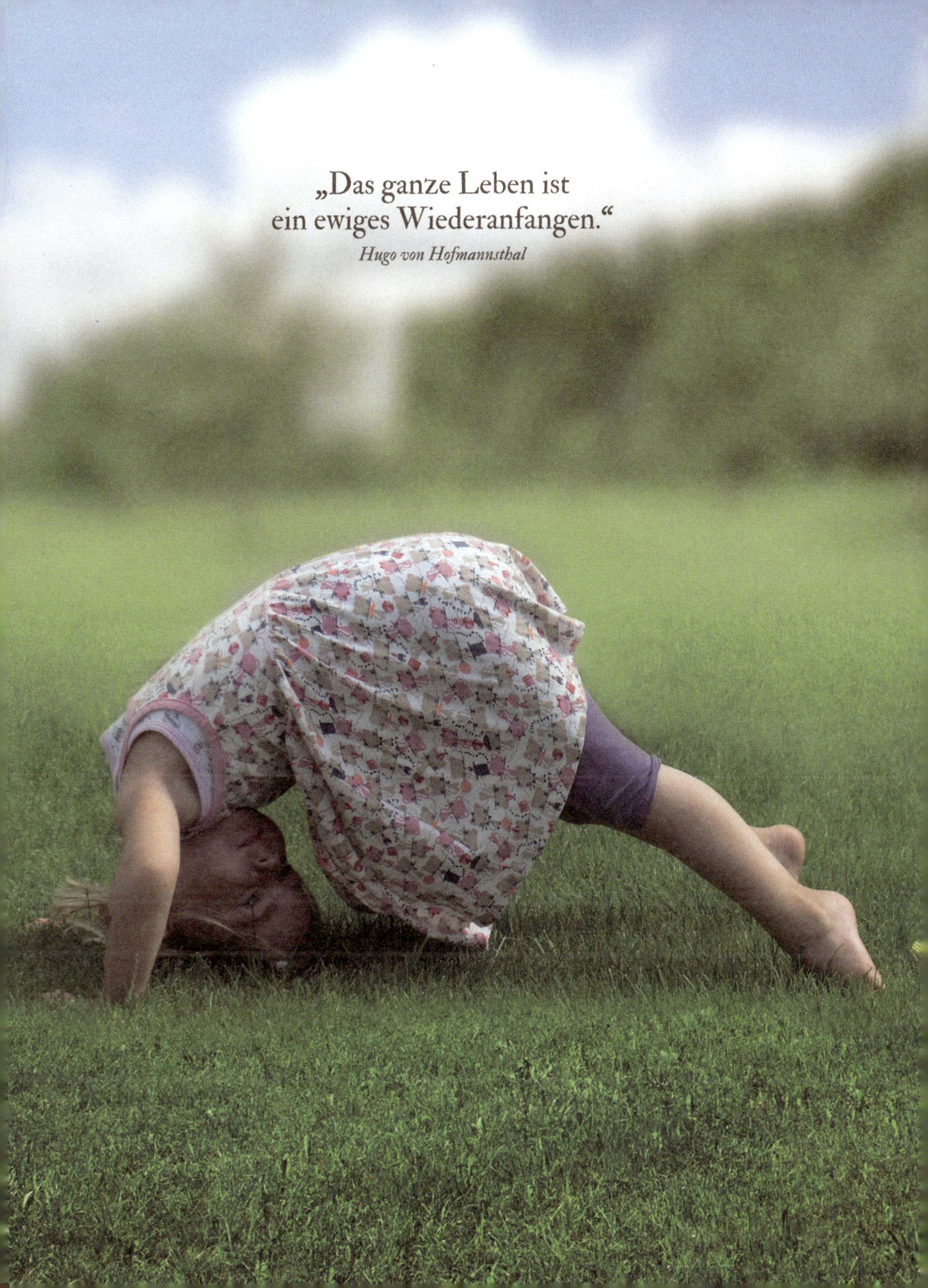

Ein wenig Geschichte …

Kräuter, Pflanzenwässer, Tees … all das ist aus unserer Heilkunde schon lange nicht mehr wegzudenken. Und vielfach waren es die Frauen, die ihre Familien mit pflanzlichen Substanzen gesund erhielten, Krankheiten heilten und Wunden versorgten. Von vielen Pflanzen weiß man, dass sie bereits vor vielen hundert Jahren zu Heilzwecken verwendet wurden. Über einen großen Zeitraum hinweg waren sie ja auch die einzigen Mittel, die den Menschen zur Verfügung standen. Vor verhältnismäßig kurzer Zeit – vor knapp 100 Jahren – wurden die Pflanzen fürs Erste durch die pharmazeutische Industrie verdrängt. Doch auch diese nahm und nimmt immer wieder Anleihen an der Pflanzenheilkunde …

Heute sind wir sehr schnell mit der Gabe von Medikamenten sowie Präparaten, die für Kinder viel zu oft verordnet werden. Viel zu oft werden Antibiotika sinnlos eingesetzt: nicht nur bei Erkrankungen, die mit natürlichen Mitteln einfacher zu behandeln wären, sondern auch gegen virale Infektionen, gegen die Antibiotika gar nicht helfen können. In vielen Fällen geht es häufig nur darum, dass wir dem Körper Zeit geben, ihm einen kleinen Schubs in Richtung Selbstheilung und „Wiedergesundwerden" verpassen und uns in Geduld üben.

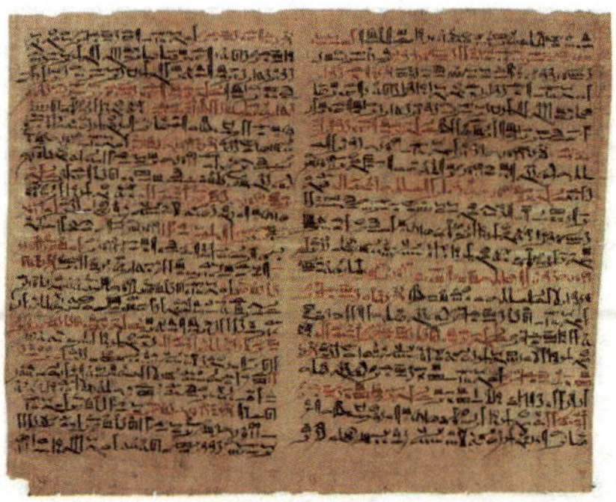

Papyrus Ebers

Die Phytotherapie (und Aromatherapie ist ja ein Teil davon), wie wir sie heute praktizieren, hat jedenfalls bereits im alten Ägypten ihren Ursprung. Bereits 2700 v. Chr. entstanden dort die ersten schriftlichen Belege über Anwendungen mit Kräutern, geschrieben von einer Ärztin namens *Merit Ptah*. Wer war sie? Merit Ptah war eine der ersten Frauen, der es gestattet war, die Heilkunst auszuüben. Sie erhielt ihre Ausbildung zur Kräuterheilkundlerin von den

Priestern eines Tempels. Ein weiterer Papyrus mit medizinischen Texten, der etwa dem Jahr 1555 v. Chr. zugeschrieben wird[1], beschreibt bereits Heilmittel, die starke Parallelen zu unserer heutigen Kräutermedizin und zur Aromatherapie aufweisen.

Nicht zu vergessen ist der griechische Arzt ***Hippokrates*** (460–370 v. Chr.), der auf Kos lebte und wirkte. Auch er verwendete Kräutermedizin für die ihm anvertrauten Kranken. Er verfasste um die 60 Abhandlungen über Krankheitssymptome und Beschreibungen einzelner Leiden.

Dioskurides, Galenos von Pergamon und ***Plinius*** sind nur einige der gewichtigen Namen und Ärzte, die uns in der Geschichte der Kräuterheilkunde begegnen.

Viel später – zur Zeit der Völkerwanderung und danach – waren es vor allem die Frauen, die sich mit der Heilkunst beschäftigten. Sie wurden oftmals als Kräuterweiblein oder auch Kräuterhexen bezeichnet und hatten ein großes Wissen über die Heilkraft der Pflanzen und über allerlei aus Kräutern Hergestelltes.

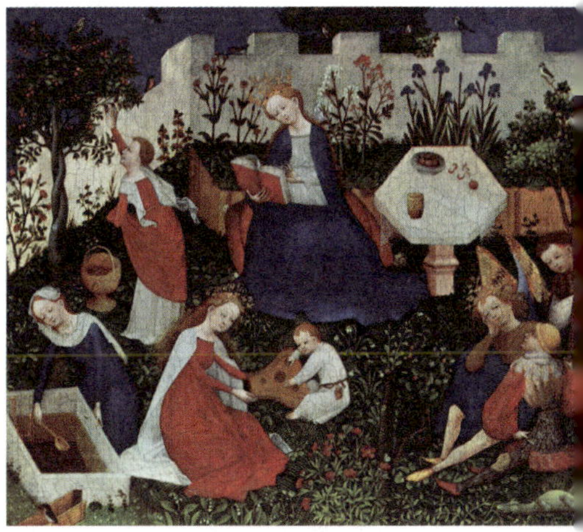

Frankfurter Paradiesgärtlein um 1400

Allerdings nicht nur sie: Auch ***Kaiser Karl der Große*** (747–814) war sich der Heilkraft der Kräuter bewusst. In seinen Schriften (***„Capitulare de villis“*** – *Landgüterverordnung*) bestimmte er ganz genau, welche Pflanzen in seinen Burggärten und seinen Klöstern angebaut werden sollten.

In den früheren Jahrhunderten wurden die Arzneipflanzen vor allem im eigenen Umfeld gesucht und für die Behandlung von Krankheiten oder

[1] Papyrus Ebers: 108 Papyrus-Rollen mit medizinischen Texten. Wurde 1873 vom Ägyptologen Georg Ebers in Theben erworben und stammt aus dem letzten Viertel des 16. Jhs. v. Chr.

Hildegard von Bingen

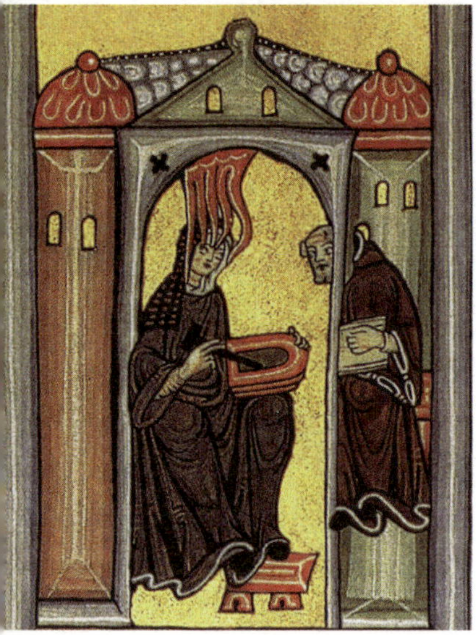

Verletzungen verwendet. Aus dem Mittelalter beispielsweise stammt eine Anzahl von Kräuterbüchern, die von Ärzten und Botanikern (oftmals waren sie das in einer Person) niedergeschrieben wurden.[2]

Eine der ersten Frauen Mitteleuropas, die ihre Erkenntnisse festhielt bzw. aufschreiben ließ, war ***Hildegard von Bingen***. In ihren Büchern beschreibt sie nicht nur, welche der Kräutlein aus ihrer Umgebung sich für die damals bekannten Krankheiten einsetzen ließen, sondern es werden darin auch solche Pflanzen und Heilmittel genannt, die über die Seidenstraße nach Europa gebracht wurden.

Ein weiterer großer Kräuterkundiger war ***Paracelsus***. Er stellte fest: ***„Alle Dinge sind Gift und nichts ist ohne Gift. Allein die Dosis macht, dass ein Ding kein Gift ist.“*** Von Paracelsus gibt es viele überlieferte Schriften. Auch er beschäftigte sich vor allem mit dem, „was ums Haus wächst“.

Neben Hildegard von Bingen und Paracelsus gab es noch sehr viele Gelehrte, die sich mit der Anwendung von Heilpflanzen auseinandersetzten. Und so gelangte die Kräuterheilkunde letztlich als wichtigster Teil der Volksheilkunde auch bis in unsere Zeit. Von Pfarrer Kneipp bis zum Kräuterpfarrer Weidinger, über Rudolf Steiner bis Maria Treben – die Geschichte kennt unzählige wichtige, bekannte aber auch viele unbekannte Vorreiter und Weise der Pflanzenheilkunde.

In den letzten Jahren hat erfreulicherweise ein leises Umdenken begonnen: Wir wollen nicht alles und jedes kleine Problem gleich mit einer Arznei-Keule bekämpfen. Immer mehr Menschen denken darüber nach, welcher Schaden denn durch die Anwendung von zu vielen Pharmaka gerade in den kleinen

---

[2] siehe auch „Pflanzen und Elemente“, Ingrid Kleindienst-John, Freya-Verlag 2013

Victoria und Johanna beim Düftemischen

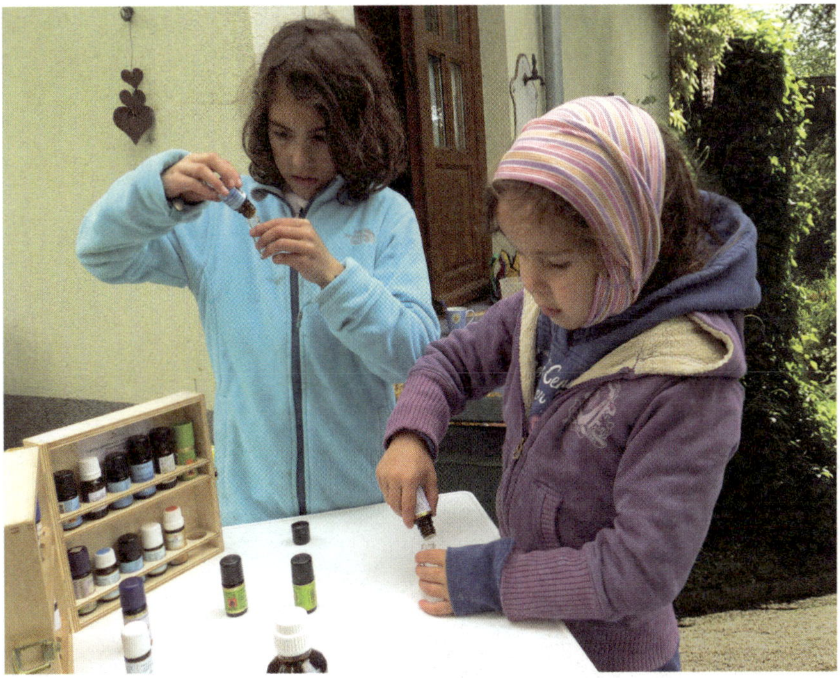

Körpern der Kinder angerichtet wird, wenn sie gleich beim ersten Anzeichen eines Schnupfens oder Hustens mit starken Mitteln „versorgt" werden.

Meiner persönlichen Meinung nach ist es sicherlich besser, bei kleinen Beschwerden zu einem bewährten Hausmittel zu greifen. Das heißt aber nicht, dass man bedenkenlos darauflostherapieren soll! Ernsthafte Erkrankungen gehören immer abgeklärt und dazu benötigen wir einen guten Arzt oder Heilpraktiker unseres Vertrauens.

Mit phytotherapeutischen Anwendungen können wir jedoch auch das Immunsystem stärken, damit erst gar keine Krankheit ausbrechen kann. Und im Krankheitsfall sollen unsere Kräuter, ätherischen Öle und Hydrolate dabei helfen, die Gesundheit rasch wiederherzustellen oder das Gesundwerden zu unterstützen.

„Um die Dinge ganz zu kennen,
muss man um ihre Einzelheiten wissen."

De La Rochefoucauld

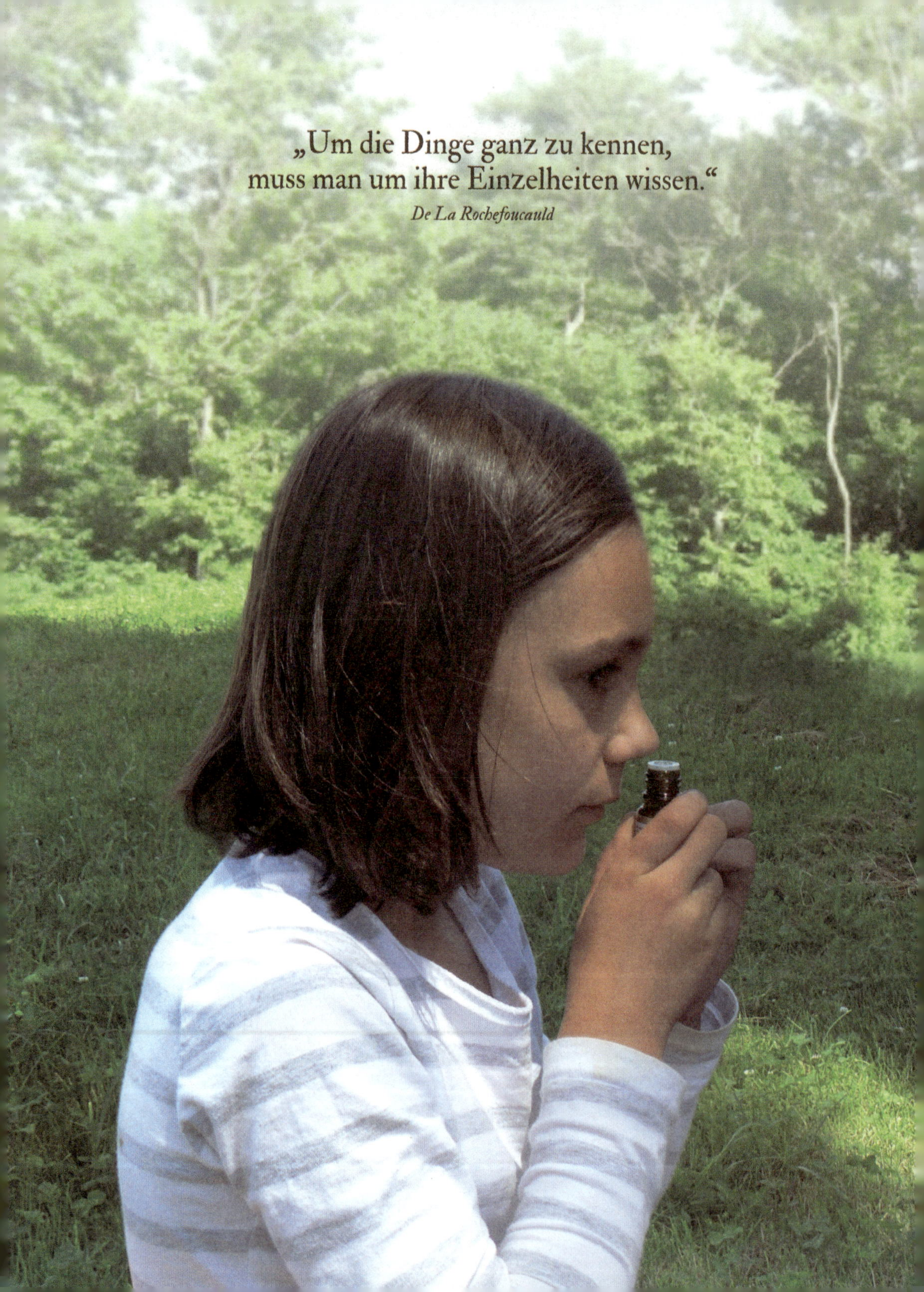

Wann können unsere ätherischen Öle, Hydrolate und Kräuter bei Kindern eingesetzt werden?

Allgemein gesehen können pflanzliche Hilfsmittel bei Erkältungskrankheiten, bei Schlafstörungen und vor allem bei kleinen Wehwehchen, immer dem Alter des Kindes entsprechend, sehr gut eingesetzt werden.

Ätherische Öle können daneben aber auch im Zusammenhang mit Lernschwierigkeiten, Hyperaktivität und Unruhe verwendet werden.

- ***Ätherische Öle*** können – je nach Art und Anwendungsgebiet – ab ca. dem dritten Lebensmonat in stark verdünnter Form (mit fettem Pflanzenöl gemischt) verwendet werden.
- ***Fette Pflanzenöle*** sind schon bald nach der Geburt einsetzbar.
- ***Mazerate*** – Pflanzenauszüge in fetten Pflanzenölen – können ebenso angewendet werden wie die Pflanzenöle selbst.
- ***Hydrolate*** können Sie bereits bald nach der Geburt verwenden.
- ***Kräutertees,*** z. B. als Verdauungshilfe oder bei Erkältungen, werden üblicherweise ab dem 2. oder 3. Lebensmonat gegeben.
- ***Tinkturen*** sind nur für größere Kinder und ausschließlich äußerlich einsetzbar.

Genauere Hinweise zur altersgerechten Dosierung finden Sie in den Tabellen im Anhang.

Als verantwortungsvolle Eltern, Großeltern, Tanten und Onkel wollen wir uns aber erst mal über die wichtigen Punkte im Klaren sein, worauf es bei den einzelnen Produkten wirklich ankommt. Daher finden Sie auf den nächsten Seiten ein klein wenig Warenkunde.

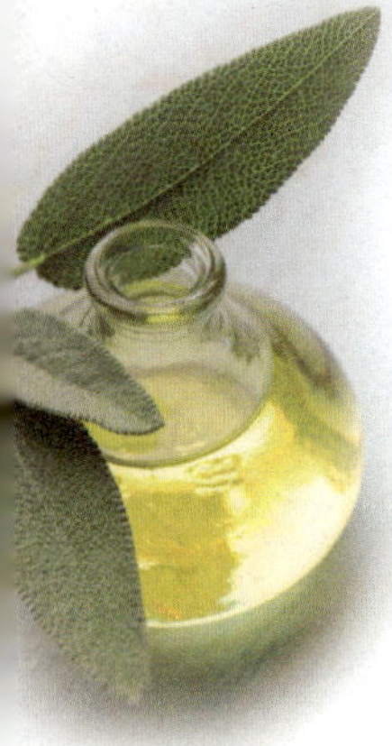

Zuerst mal ein wenig Warenkunde:

Was sind ätherische Öle?

Pflanzen produzieren ihre Duftstoffe als Energiespeicher, Informationsträger, Krankheitsschutz, Temperaturregler, Lock- und Abwehrstoffe und vieles mehr.

Essenzen einer Blüte locken jene Insekten an, die der Pflanze genehm sind, schrecken aber andere ab, die die Pflanze nicht „lieben", sondern lieber auffressen wollen. (Das hat man sich übrigens bei der Insektenbekämpfung mit Duftfallen zunutze gemacht.)

Ätherische Öle schützen die Pflanze auch vor Bakterien, Viren und Pilzen.

Die verdunstenden ätherischen Öle schaffen ein Mikroklima um die Pflanzenteile, das diese vor Hitze und Kälte schützen kann. Auch im Wurzelbereich können sich Stoffe – sprich: ätherische Öle – bilden, die Mikroorganismen abwehren können. Manches Mal wirken sie sogar wachstumshemmend auf die benachbarten Pflanzen (wie z. B. beim Eukalyptus).

Der Duft der Pflanzen sitzt in winzigen Öltröpfchen in oder auf dem Pflanzengewebe. Bei einigen sieht man diese Öldrüsen sogar mit bloßem Auge, nehmen wir nur die Orange als Beispiel. Drückt man die Orangenschale ein wenig zusammen, dann können wir sie auf der Oberfläche sogar gut erkennen.

Hält man beispielsweise ein Blatt vom getüpfelten Johanniskraut gegen das Licht, kann man auch hier die Öldrüsen in Form von dunklen Pünktchen gut sehen.

Seit mindestens 6000 Jahren ist die Aromatherapie wohl schon bekannt. Sie war – den Erkenntnissen unserer Forschung nach – schon in der Antike weitverbreitet. Der Geruchssinn der Menschen früherer Zeiten war sehr ausgeprägt – viel stärker als unser heutiger. Zur Konservierung der Nahrung, als Verdauungshilfe und als Heilmittel werden Kräuter und aromatische Stoffe schon sehr lange eingesetzt.

Ätherische Öle können auf verschiedene Arten hergestellt werden:

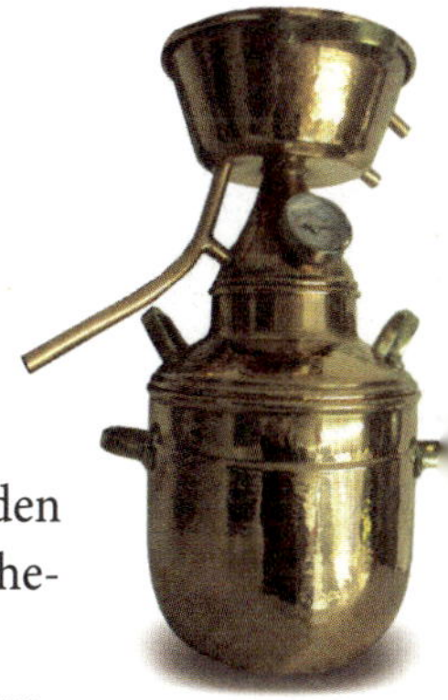

Durch Wasserdampfdestillation

Die meisten Pflanzen können destilliert werden. Es ist die Methode mit den besten Ergebnissen. Etwa 80 % der Duftstoffe, die wir verwenden, sind ätherische Öle.

Für die Wasserdampfdestillation müssen die Blüten in den frühen Morgenstunden von Hand gepflückt werden, da zu dieser Zeit der Gehalt an ätherischem Öl am höchsten ist. Die Blütenblätter dürfen nicht durch Feuchtigkeit geschädigt werden, aus diesem Grund wird normalerweise bereits wenige Stunden nach der Ernte destilliert.

Bei der Wasserdampfdestillation erhält man neben dem ätherischen Öl auch ein Pflanzenwasser, das sogenannte ***Hydrolat***.

Im Hydrolat finden sich die wasserlöslichen Wirkstoffe der Pflanze, im ätherischen Öl die öllöslichen. Hydrolate eignen sich daher ausgezeichnet für Gesichtswässer, Bäder, Duftlampen.

Achtgeben muss man beim Kauf von Rosenblütenwasser, Lavendelwasser, Hamameliswasser usw. aber trotzdem, denn es kann sich hier auch um destilliertes Wasser handeln, dem einfach nur ätherisches Öl beigemengt wurde, um ein entsprechendes Duftwasser zu erhalten.

Ein echtes Hydrolat enthält kleine Mengen des ätherischen Öls sowie Spurenelemente, mineralische Salze, Alkaloide und andere sekundäre Pflanzeninhaltsstoffe, aber keinen Alkohol.

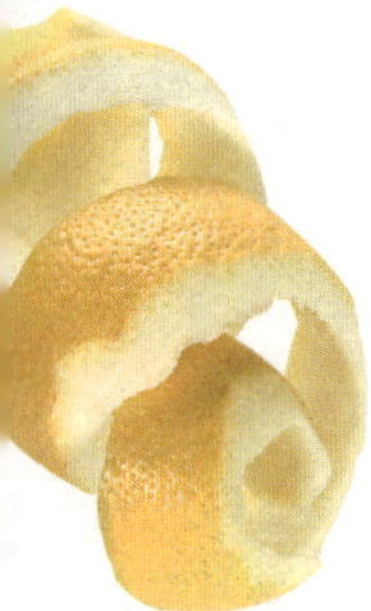

Durch Kaltpressung

Die ätherischen Öle aus der Schale der Zitrusfrüchte werden durch Kaltpressung gewonnen. Dabei werden die Zitrusschalen mechanisch ausgepresst und die gepresste Essenz wird zentrifugiert und gefiltert, um sie vom Wasser sowie von festen Teilen zu trennen.

Die aus Kaltpressung gewonnenen ätherischen Öle sind weniger lange haltbar als dampfdestillierte ätherische Öle. Bei Kälte können sich in diesen Ölen eventuell auch harmlose Wachsflocken bilden.

(Die auf diese Weise gewonnenen Produkte können anschließend an die Kaltpressung noch dampfdestilliert werden, wobei sich die Qualität der Öle wiederum verändert.)

Beim Vorgang der Kaltpressung können Schadstoffe (z. B. Spritzmittel) nicht entfernt werden. Deshalb ist hier der kontrollierte biologische Anbau besonders wichtig.

Schalen aus konventionellem Anbau sollten nicht verwendet werden, ebenso wie wir sie in der Küche nicht einsetzen sollten.

Durch Extraktion mit Lösungsmitteln

Diese Produkte nennt man Absolues (auch Absolutes). Beliebte Lösungsmittel sind z. B. Hexan (Food Grade Hexan ist auch in der Lebensmittelverarbeitung zugelassen) oder Methanol, Alkohol, Benzol oder auch Polyäther.

Viele Blüten sind sehr temperaturempfindlich und können aus diesem Grund nicht mit Wasserdampf destilliert werden. Jasmin, Hyazinthe, Narzisse, Ginster und Mimose sind z. B. solche Pflanzen.

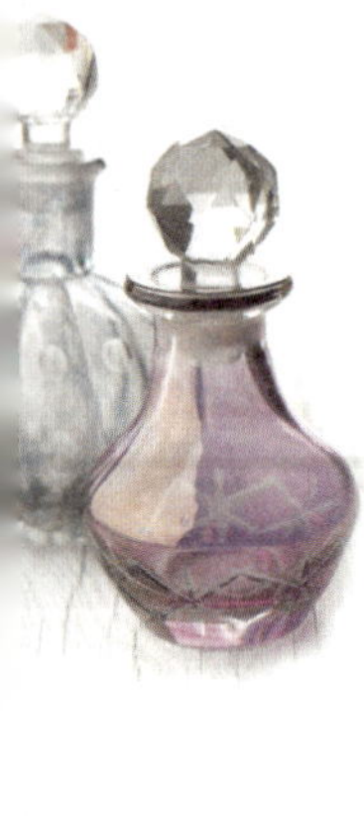

Die Blüten werden bei dieser Methode in rotierende Trommeln gegeben, in denen sich die Lösungsmittel befinden. Diese entziehen dem Pflanzengewebe das ätherische Öl.

Zuerst wird der Duft also mit dem Lösungsmittel herausgelöst, danach wird dieses verdampft (das geschieht durch schonende Erwärmung im Vakuum). Die verbleibende weiche Masse enthält noch Wachse, die dann durch weitere Reinigungsverfahren (z. B. mit Alkohol) „ausgewaschen" werden.

Trotzdem besteht die Möglichkeit, dass kleinste Mengen des Lösungsmittels im Absolue zurückbleiben. Diese kleinsten Mengen sind in der Regel unbedenklich, dennoch sollte ein Absolue nur zur äußerlichen Anwendung eingesetzt werden.

Ein Absolue ist hochkonzentriert und zähflüssig und muss nur minimal dosiert angewendet werden. Absolues sind in der Parfumherstellung sehr beliebt.

Durch Enfleurage

Jeder von Ihnen, der das Buch „Das Parfum" von Patrick Süskind gelesen hat, hat auch schon mal von dieser Methode gehört.

Dieses Verfahren eignet sich vor allem für ganz besonders zarte und empfindliche Blütenessenzen.

Dabei werden die Blüten auf eine mit Schweinefett dünn bestrichene Platte aufgetragen, bleiben dort so lange liegen, bis ihr Duft auf das Fett übertragen wurde, werden danach entfernt und durch neue ersetzt. Dieser Vorgang wird so lange wiederholt, bis das Fett vom Duft gesättigt ist.

Die Duftessenz wird danach durch Alkohol aus dem Fett gelöst. Durch Erwärmen verflüchtigt sich der Alkohol und übrig bleibt das Absolue.

Bei der Wärmeextraktion handelt es sich um eine Abwandlung dieses Verfahrens. Dazu werden die Blüten in 50 ° bis 80 °C erwärmtes Fett gelegt.

Was sind Hydrolate (Pflanzenwässer)?

Hydrolate entstehen bei der Wasserdampfdestillation ätherischer Öle (siehe S. 19). Ich setze sie besonders gerne bei der Babypflege ein, aber auch für die Hautpflege allgemein.

Hydrolate sind Rückstände aus kondensiertem Wasser und anteiligen Wirkstoffen, die bei der Wasserdampfdestillation von Pflanzen entstehen. Sie werden auch Aquarome oder aromatische Hydrosole genannt.

Hydrolate sind schon seit Anbeginn der Destillationsverfahren bekannt und wurden früher mehr benutzt, und zwar vor allem auch in der Küche. Das geschieht auch heute noch: Denken wir nur an die arabischen Länder, wo Rosenwasser anstelle von Champagner getrunken wird, aber auch an die Marzipanherstellung, für die Rosenwasser unverzichtbar ist.

(Alles Wissenswerte über Hydrolate und ihre Herstellung finden Sie auch in meinem Buch „Hydrolate – Sanfte Heilkräfte aus Pflanzenwasser", erschienen im Freya-Verlag.)

Qualitätsmerkmale von ätherischen Ölen und Hydrolaten

„Woran erkennt man, ob ein ätherisches Öl qualitativ hochwertig ist?" So oder so ähnlich werde ich bei meinen Seminaren und Vorträgen immer wieder gefragt.

Die Antwort ist eigentlich recht einfach: Achten Sie immer auf das Etikett! Was da so draufstehen sollte, finden Sie hier:

1.) BOTANISCHE BEZEICHNUNG DER VERARBEITETEN PFLANZE

Diese Bezeichnung steht zumeist in lateinischer Sprache auf dem Etikett. Sie ist der wissenschaftliche Name der Pflanzenart und wird durch den *In-*

ternationalen Code der Nomenklatur für Algen, Pilze und Pflanzen geregelt. Dieser Name sagt uns ganz genau, welche Pflanze in unserem Ätherisches-Öl-Fläschchen drinnen ist.

Nehmen wir z. B. Thymian. Davon gibt es im Handel mindestens fünf verschiedene Sorten und nicht alle sind gleich gut für jeden Menschen verträglich. Das bedeutet aber auch, dass ich beim Kauf des ätherischen Öls gut aufpassen sollte, welche Sorte ich nun wirklich in meinem Fläschchen habe.

Kaufe ich beispielsweise Thymian mit der Bezeichnung „*Thymus vulgaris ct. thymol*", so bedeutet das, dass für dieses ätherische Öl ein stark thymolhaltiger Thymian verwendet wurde, und der wäre beispielsweise für Kinder absolut ungeeignet.

Kaufe ich aber einen Thymian mit dem Namen „*Thymus vulgaris ct. linalool*", so handelt es sich dabei um Zitronenthymian, der hautfreundlich und auch für Kindernasen gut verträglich ist.

Ein ätherisches Öl ohne botanische Zusatzbezeichnung würde ich also nicht kaufen!

2.) WELCHER PFLANZENTEIL WURDE VERARBEITET?

Es macht wohl einen Unterschied, ob man von einer Pflanze die Wurzel, das Kraut oder nur die Blüte zu ätherischem Öl verarbeitet. Jeder dieser Teile hat zumeist eine andere Wirkweise. Daher sollte auf meinem Fläschchen auch stehen, ***was*** da überhaupt von der Pflanze destilliert oder gepresst wurde.

3.) WOHER STAMMT DAS ÄTHERISCHE ÖL?

Auch das Herkunftsland ist interessant. Nicht jede Pflanze ist in jedem ihrer Anbaugebiete wirklich heimisch. Und nur dort, wo sie die besten Wachstumsbedingungen hat, wird sie auch die für sie typischen Eigenschaften entwickeln können.

Nehmen wir als Beispiel hier den Lavendel. Die wichtigsten Lavendelanbaugebiete finden wir in Südfrankreich, in Kroatien, in Südengland und teilweise auch in Bulgarien. Lavendel, der in China angebaut wird, kann dort nie sein Bouquet richtig entfalten und wird immer nur ein müder Abklatsch eines französischen Lavendels sein können. (Der beste Lavendel ist übrigens meiner Meinung nach der Wilde Berglavendel aus den höheren Regionen Frankreichs …)

4.) ANBAU ODER WILDWUCHS?

Nun, Sie werden leider nicht immer ätherische Öle aus Demeter-Anbau bekommen können (obwohl das die besten Qualitäten sind). Vielfach werden ätherische Öle in kbA-Qualität (kontrolliert biologischer Anbau) angeboten, aber die meisten stammen doch aus konventioneller Landwirtschaft, was nicht heißt, dass sie „schlecht" sind.

Bei Zitrusfrüchten empfiehlt sich allerdings, wirklich darauf zu achten, dass das ätherische Öl zumindest aus kontrolliert biologischem Anbau stammt, da bei der Kaltpressung leider die Spritzmittel mit ins Öl kommen.

Wildsammlung ist sehr selten, es handelt sich dabei um wild wachsende Pflanzen, die destilliert wurden, Pflanzen, die an ihrem natürlichen Standort wachsen dürfen und dort alle ihre besonderen Eigenschaften entwickeln können.

Wenn auf dem Fläschchen keine dieser Bezeichnungen angeführt ist, dann können Sie annehmen, dass Sie es mit einem ätherischen Öl aus konventionellem Anbau zu tun haben.

5.) HERSTELLUNGSART

Zu guter Letzt sollte unbedingt auch die Herstellungsart auf dem Etikett vermerkt sein: Wasserdampfdestillation, Kaltpressung, Alkoholauszug, Absolue (= Extraktion) oder CO_2-Extraktion.

Denn davon hängt u. a. auch die Haltbarkeit des Öls ab, aber auch die Einsatzmöglichkeiten. Ein Absolue beispielsweise können Sie wohl für ein

Parfum verwenden, nicht aber für eine Heilanwendung, denn darin könnte ja noch ein Lösungsmittelrückstand enthalten sein, der vielleicht auf der zarten Kinderhaut eine Reizung verursacht.

Produkte aus CO_2-Extraktion eignen sich ebenfalls nicht für die Anwendung auf der Haut.

Beide Produkte könnten Sie aber ohne Weiteres für die Duftlampe verwenden.

6.) CHARGENNUMMER UND HALTBARKEITSDATUM

Auf dem Etikett muss auch eine Chargennummer angegeben sein, mit der man notfalls das Produkt bis zum Erzeuger rückverfolgen kann.

Manche Firmen schreiben ein Haltbarkeitsdatum auf ihre Etiketten, manche das Erzeugungsdatum.

Grundsätzlich können Sie sich an folgender Faustregel orientieren:

- Ätherische Öle aus Wasserdampfdestillation haben meist eine Haltbarkeit von bis zu 4 Jahren (mit wenigen Ausnahmen, die ich später anführen werde).
- Ätherische Öle aus Kaltpressung halten zwischen 1 und 1½ Jahren.
- Absolues und Produkte aus CO_2-Erzeugung halten ebenfalls etwa 4 Jahre.
- Dennoch sollten Sie bei der Verwendung ätherischer Öle und Hydrolate für Kinder die Produkte maximal 1 Jahr nach dem Öffnen der Fläschchen verwenden.

Achtung: Zarte Kinderhaut kann rascher mit einer Hautreizung reagieren, als man denkt!

Fette Pflanzenöle und ihre Qualität

Auch bei den fetten Pflanzenölen, die Sie für die Anwendungen auf der Haut benötigen, ist es wichtig, auf eine gute Qualität zu achten!

Nehmen Sie nur solche Öle, die Sie auch unbedenklich essen könnten! Was für den Magen gut ist, ist auch gut für die Haut.

Also Öle, die aus erster Pressung und möglichst aus biologischem Anbau kommen. Nur so kann verhindert werden, dass eventuell vorhandene Schadstoffe in die Haut eingeschleust werden.

Die Kaltpressung sorgt für die Erhaltung wertvoller Nährstoffe im Endprodukt (Mineralstoffe, Vitamine und Fettsäuren werden dabei nicht zerstört). Bei dieser Methode dürfen die Temperaturen bei der Herstellung 60 °C nicht überschreiten.

Mazerate, das sind „angesetzte" Öle, sollten ebenfalls nur mit solch qualitativ hochwertigen Ölen hergestellt werden.

Und bitte: Verwenden Sie keine synthetischen Öle – ganz wenige Anwendungen ausgenommen! Diese Öle entziehen den tiefen Schichten der Haut Feuchtigkeit, lagern sie in den obersten Hautschichten ab und die untersten Schichten trocknen aus. Zwar hat man anfänglich ein feines, geschmeidiges Empfinden auf der Haut (weil die obersten Hautschichten aufquellen), später aber wird die Haut spröde, trocken und empfindlicher als zuvor.

Achten Sie beim Kauf also bitte auch bei den fetten Pflanzenölen darauf, was auf dem Etikett steht:

Verwenden Sie möglichst ***Öle erster Pressung*** („virgine"), naturbelassen und ursprünglich („native") und möglichst rückstandsfrei und aus ***kontrolliert biologischem Anbau*** („kbA" oder „demeter"). Nur dann ist – hoffentlich – gewährleistet, dass Pestizide, Insektizide und Schwermetalle weitgehend ausgeschlossen werden können.

Beachten Sie auch immer die Haltbarkeit der von Ihnen verwendeten Trägeröle und verwenden Sie bitte niemals trübe, ranzige Öle! (Die einzige Ausnahme ist wohl das Nachtkerzenöl, das immer ein wenig ranzig riecht, aber – hoffentlich – nicht ranzig ist.)

Bedingt durch die in großer Menge vorhandenen ungesättigten Fettsäuren sind unsere Trägeröle leider nur begrenzt haltbar. Die ungesättigten Fettsäuren reagieren auf Sauerstoff und dadurch wird das Öl ranzig. Das heißt also auch, je reichhaltiger an ungesättigten Fettsäuren unser Trägeröl ist, desto rascher verdirbt es.

Auch wenn ein Öl lt. Etikett noch eine Zeit lang haltbar wäre: Überprüfen Sie regelmäßig, ob es noch gut riecht oder schon „ranzelt". Wenn nämlich eine Ölflasche einmal geöffnet wurde, beginnt bereits der Oxidationsprozess und dann kommt es natürlich vor allem auch darauf an, wie das Öl gelagert wird.

Ranzige fette Pflanzenöle dürfen deshalb nicht am menschlichen Körper angewandt werden, da sich durch die Sauerstoffzufuhr freie Radikale gebildet haben, die für uns gesundheitsschädlich sind.

Wichtig: Die richtige Aufbewahrung ätherischer Öle, fetter Pflanzenöle und Hydrolate

FÜR ALLE DIESE PRODUKTE GILT:

Bewahren Sie Ihre ätherischen Öle, fetten Pflanzenöle und Hydrolate unbedingt IMMER an einem kühlen, trockenen und möglichst dunklen Platz auf. Durch die Lichteinwirkung wird der Oxidationsprozess, die chemische Veränderung, begünstigt.

Es hat sich bewährt, alle diese Produkte in dunklen Flaschen (Braunglas, Blauglas oder Violettglas) aufzubewahren, und zwar ***nicht im Kühlschrank***, sondern bei „normaler" Raumtemperatur, solange diese nicht über 25 °C beträgt!

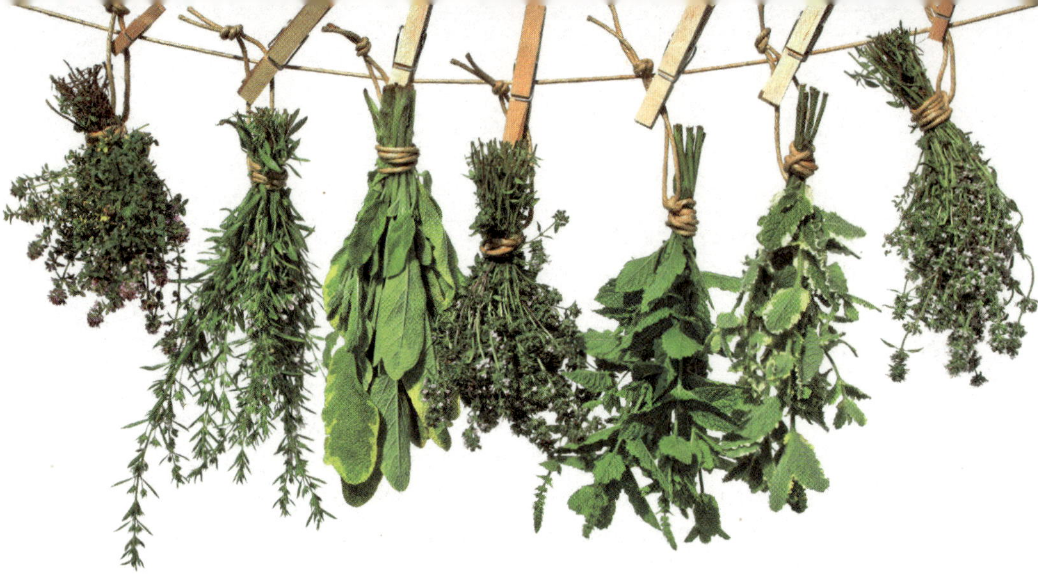

Kräuter selbst sammeln oder in der Apotheke kaufen?

Diese Frage ist berechtigt:

Wenn Sie in einer unbelasteten Umgebung die richtigen Kräuter zur richtigen Zeit selbst ernten können, dann verwenden Sie bitte diese selbst gepflückten Kostbarkeiten. Dazu sollten Sie die Pflanzen aber gut kennen.

Ist das nicht der Fall, lohnt sich der Weg zu einer Kräuterfrau allemal. Und wenn Sie keine in Ihrer Nähe haben oder vielleicht keine kennen, dann empfiehlt es sich, die Kräuter in der Apotheke einzukaufen.

Wobei: In der Apotheke ist eine möglichst gleichbleibende Qualität der Kräuter gewährleistet. In der freien Natur zu sammeln heißt auch, sich mit den Plätzen, an denen gesammelt werden kann und die nicht von Schadstoffen belastet sind, auszukennen.

Für Selbstsammler gibt es sehr gute Kräuterbücher, in denen Sie entsprechende Abbildungen und Sammelhinweise finden können.

Die Aufbewahrung der getrockneten Kräuter sollte möglichst unzerkleinert und lichtgeschützt erfolgen. Am besten eignen sich dafür braune Papiersäckchen.

Ein kleiner Hinweis noch zu den Inhaltsstoffen der Pflanzen

Alle Pflanzen enthalten sogenannte primäre und sekundäre Pflanzeninhaltsstoffe. Diese Stoffe sind je nach Pflanze unterschiedlich. Das erklärt auch, warum nicht jedes Kräutlein für alle Beschwerden einsetzbar ist.

Jede Pflanze besteht aus verschiedenen Stoffen, die ihr Struktur geben. Diese Strukturen werden entweder durch weiche Substanzen gebildet – wie z. B. Kohlenhydrate, Eiweiß und Fett – oder durch holzartige Substanzen – beispielsweise Lignine oder auch Zellulose. Daneben kommen verschiedene Stoffe vor, wie z. B. Mineralstoffe, Vitamine und Säuren, die man im Zellsaft finden kann.

Und dann gibt es noch die für jede einzelne Pflanzenart besonderen Stoffe, wie ätherische Öle, Alkaloide, Glykoside, Schleimstoffe usw.

Dennoch: Auch wenn man versucht, die Pflanzen nach ihren Inhaltsstoffen zu ordnen – man kommt immer wieder darauf, dass es die Pflanze in ihrer Ganzheitlichkeit ist und nicht nur der einzelne Wirkstoff, der uns zur Heilung verhilft. Denn alle die chemischen Bestandteile, die eine Pflanze enthält, helfen d e m wichtigen Inhaltsstoff, leichter, schneller und besser in unseren Organismus einzudringen und dort seine hilfreiche Kraft zu entfalten. Durch dieses von der Natur wirklich ausgeklügelte System erhält die jeweilige Heilpflanze ihre spezielle Wirkung!

Einige der Pflanzeninhaltsstoffe sind wasserlöslich, wir werden sie vielleicht in unseren Hydrolaten oder Tees wiederfinden, einige sind fettlöslich, und diese Inhaltsstoffe finden sich dann in unseren ätherischen Ölen oder in den Pflanzenfetten wieder.

Primäre Pflanzeninhaltsstoffe kommen in allen höheren Pflanzen vor. Es sind jene Stoffe, die unserem Körper Energie liefern und für uns lebensnotwendig sind. In der Pflanze bilden sie vor allem die festen Strukturen einerseits, die für die Form, das Aussehen der Pflanze wichtig sind, andererseits schaffen sie Verbindungen, die sich im Zellsaft befinden und die letztlich für die Ernährung der Pflanze, aber auch des Menschen interessant sind.

HIER GIBT ES DREI GROSSE GRUPPEN:

- Kohlenhydrate
- Eiweißstoffe
- Fette

Die sekundären Inhaltsstoffe kommen in den Pflanzen nur in geringen Mengen vor und werden vor allem als Schutz- und Abwehrstoffe gegen Schädlinge gebildet, aber auch als Lockstoffe für die bevorzugten Insekten. Sie dienen als pflanzeneigene Hormone, aber sie schenken der Pflanze auch Farbe und Duft. Das bedeutet auch, dass sie für jede Pflanze spezifisch sind.

Für den menschlichen Körper (aber beispielsweise auch für Tiere) ist die Schutzwirkung dieser Stoffe ebenfalls nicht zu unterschätzen: Sie können uns vor freien Radikalen schützen, sie können Krankheitserreger abtöten, aber sie können vor allem auch unser Immunsystem unterstützen und stärken. Aber: Sie sind für uns nicht Nahrungsmittel. Oft sind diese Pflanzenstoffe nicht in der ganzen Pflanze – von der Wurzel bis zur Blüte – in gleicher Weise vorhanden. Daher ist es auch wichtig, darauf zu achten, welchen Pflanzenteil es für unsere Anwendungen einzusetzen gilt.

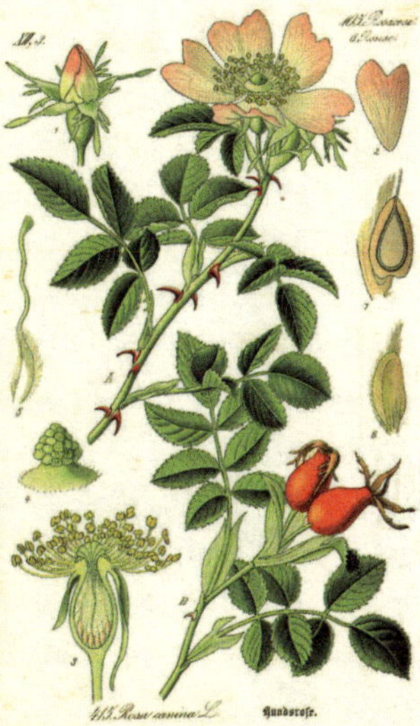

Die wichtigsten sekundären Pflanzeninhaltsstoffe sind:

- Alkaloide
- Bitterstoffe
- Gerbstoffe
- Glykoside (Saponine, Herzglykoside, Flavone und Flavonoide, Anthocyane)
- Kieselsäure
- Schleimstoffe
- ätherische Öle
- Harze

Keine der in diesem Buch empfohlenen Pflanzen wird allerdings ***Alkaloide*** enthalten, denn diese Pflanzen eignen sich normalerweise nicht für eine Tee-Anwendung. Die Einnahme ist gerade für Kinder und Jugendliche absolut schädlich, wenn nicht sogar tödlich!

Eine Gruppe der Alkaloide sind die ***Pyrrolizidinalkaloide***, die in einigen beschriebenen Pflanzen sehr wohl vorkommen, aber bei mäßigem Einsatz der Pflanzen keinen Schaden anrichten.

Kleine Kinder mögen sicherlich auch nicht unbedingt Tees, die ***Bitterstoffe*** enthalten. Sie schmecken nämlich tatsächlich bitter. Bitterstoffe können grundsätzlich bei Blähungen, Verdauungsproblemen, Verstopfung usw. hilfreich verwendet werden. Ein alter Spruch sagt: ***„Was bitter im Mund, ist für den Magen gesund.“*** Und: Bitterstoffe unterstützen, sparsam dosiert, unser Immunsystem! In diesem Fall kann man eventuell mit Honig oder Birkenzucker den Tee dennoch schmackhaft für die Kinder zubereiten.

Ähnliches gilt auch für Tees, die ***Gerbstoffe*** in höherer Dosis enthalten. Aber gerbstoffhaltige Kräuter, Früchte und Rinden werden gerne äußerlich angewendet, wie wir sehen werden, denn sie bilden auf der Haut so etwas wie eine Schutzschicht. Dadurch wird die Haut widerstandsfähiger gegen Keime und Bakterien. Sie wirken aber auch gut gegen starkes Schwitzen. Wir haben als Kinder mit Salbeitee gegurgelt, der viele Gerbstoffe enthält, wenn wir Halsschmerzen oder nach dem Ziehen der Zähne eine Wunde im Zahnfleisch hatten. Getrunken haben wir den Salbeitee allerdings nicht.

Saponine sind die Seifenstoffe der Pflanzen. Sie können – wie handelsübliche Seife – die Oberflächenspannung von Wasser herabsetzen. Außerdem bilden sie beim Schütteln einen milden Schaum. Sie helfen z.B. dabei, zähen Schleim zu verflüssigen und dadurch besser abhusten zu können.

Herzglykoside sind wichtig für die Pharmaindustrie. Aus ihnen werden viele Medikamente hergestellt, die eine Wirkung auf die Herzmuskulatur besitzen. Für uns sind sie allerdings nicht anwendbar, da sie giftig sind! Pflanzen, die Herzglykoside beinhalten, kommen in unserem Buch nicht vor. Das gilt auch für ***Blausäure-Glykoside***.

Senfölglykoside findet man in Kreuzblütlern. Sie sind wohl in dem einen oder anderen Hausmittel enthalten und Sie werden Hinweise dazu in dem einen oder anderen Pflanzensteckbrief wiederfinden.

Flavonoide nennt man vor allem gelbe, orange und rote Farbstoffe. Sie wirken keimtötend und entzündungshemmend. In diese Gruppe gehören auch ***Flavone*** und ***Anthocyane***.

Auch die *Schleimstoffe* gehören zu den sekundären Pflanzeninhaltsstoffen. Sie besitzen die Fähigkeit, gemeinsam mit Wasser stark aufzuquellen und so eine schleimige Flüssigkeit zu erzeugen. Oft glaubt man, dass diese Stoffe schleimlösend sind. So ist das aber nicht! Schleimstoffe bilden über der entzündeten Schleimhaut des Rachens oder des Magens einen schützenden Film. Dadurch kann z. B. beim Husten die Rachenschleimhaut schneller abheilen. Schleimstoffe wirken aber auch stopfend. Allerdings sollte man Tees aus Schleimstoffdrogen nicht lange anwenden, da sonst die Aufnahme von Nährstoffen aus dem Darm stark behindert wird. Teepflanzen, die Schleimstoffe enthalten, schmecken meist recht gut, wie z. B. der Eibischtee.

Über ***ätherische Öle*** habe ich eingangs bereits einige Informationen an Sie weitergegeben.

Ätherische Öle kommen in den Pflanzen in sehr geringer Menge (bis maximal 3%ig) vor, was sich auch auf die Dosierung in unseren Mischungen auswirken sollte.

Harze werden in erster Linie von Bäumen gebildet und das eine oder andere heimische Harz werden wir in unseren Rezepten wiederfinden. Harze gelten allgemein als heilungsunterstützend bei kleinen Wunden und Schrunden.

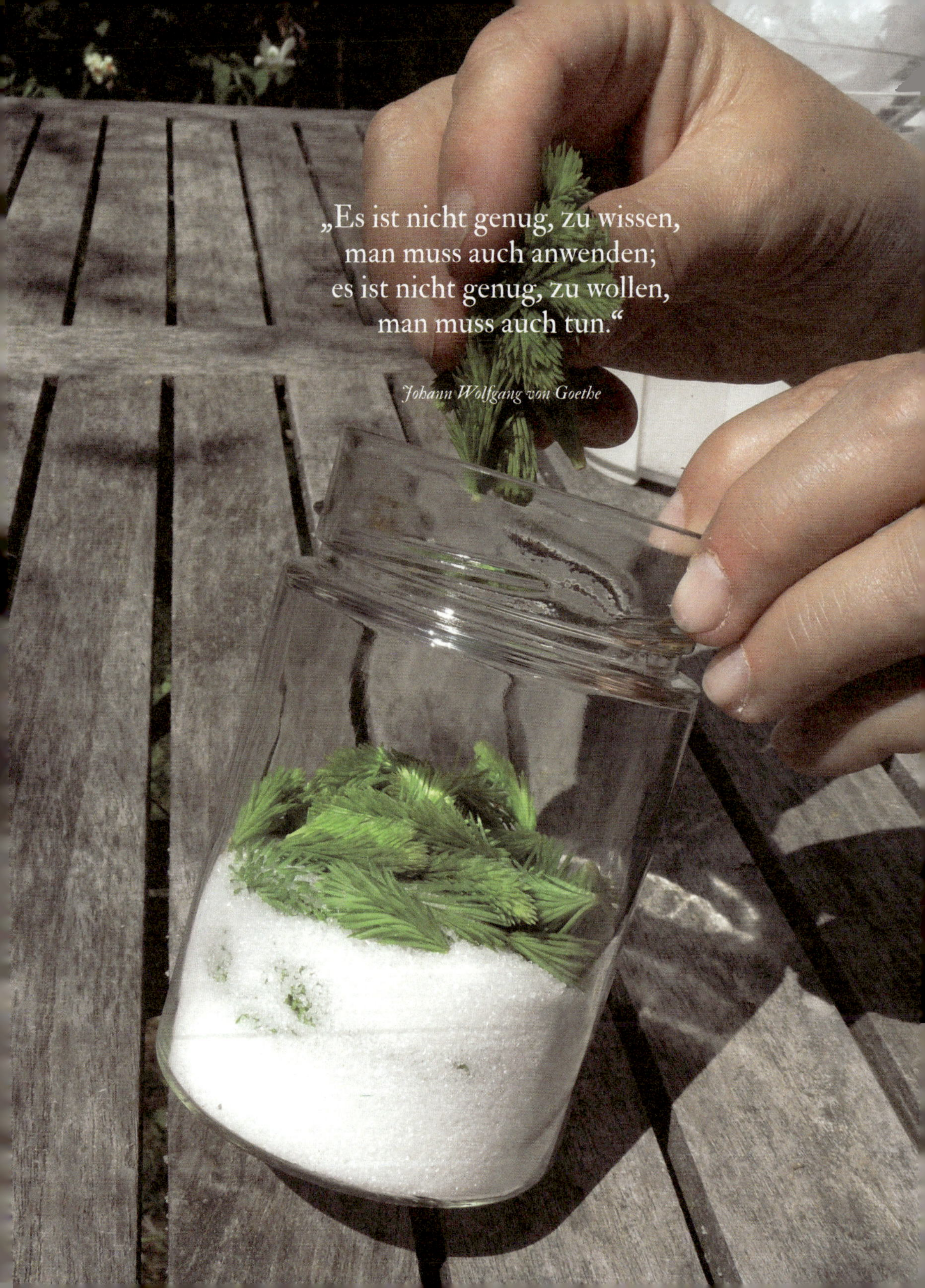

„Es ist nicht genug, zu wissen,
man muss auch anwenden;
es ist nicht genug, zu wollen,
man muss auch tun.“

Johann Wolfgang von Goethe

Aber nun zur Sache:

Was sollten wir für Kinder überhaupt verwenden und was lassen wir besser bleiben?

Wichtig sind immer das Alter und die Konstitution des Kindes. Ich habe vor allem jene ätherischen Öle und fetten Pflanzenöle, Kräuter und Anwendungen ausgewählt, die besonders gut für 0 bis 12 Jahre geeignet sind.

Die Rezeptvorschläge ab S. 114 sind nach dem Alter der Kinder geordnet, so können Sie leicht die richtige Mischung bzw. Anwendung für Ihr Kind finden. Achten Sie bitte immer auf die richtige Dosierung: Kinder sind keine kleinen Erwachsenen!

FÜR TEES GELTEN FOLGENDE RICHTWERTE:

- ***Bis zu 4 Jahren*** sollte die Dosis maximal ¼ jener für Erwachsene betragen, besser noch etwas weniger.
- ***Ab dem Alter von ca. 4 Jahren*** kann man etwa ⅓ der Erwachsenendosis geben. Das gilt bis etwa 10 Jahre. Danach kann nochmals etwas gesteigert werden, etwa bis zur Hälfte der Erwachsenendosis.

HANDELT ES SICH UM ÄTHERISCHE ÖLE, SO RICHTEN SIE SICH BITTE NACH FOLGENDEN WERTEN:

- ***Bis zu ½ Jahr*** sollte man die Anwendung ätherischer Öle auf das Minimum beschränken. Ich empfehle in diesem Zusammenhang, lieber auf Hydrolate auszuweichen.
- ***Ist das Baby dann etwas älter,*** kann man durchaus mit einer Mischung von ca. 2–3 Tropfen ätherischen Öls auf 20 ml fettes Pflanzenöl beginnen.
- ***Ab etwa 2 Jahren*** ist dann schon eine Mischung von 4–5 Tropfen auf 20 ml fettes Pflanzenöl möglich.
- ***Ab ca. 5 Jahren*** dürfen Sie auch schon mal 6 Tropfen auf 20 ml fettes Pflanzenöl einsetzen, wenn es nötig erscheint.

Beachten Sie bitte immer die Angaben bei den jeweiligen Rezepten – sie sollen Ihnen zumindest als Richtwert dienen!

Verwenden Sie ***im Zweifelsfall immer etwas weniger ätherisches Öl***, als in der Rezeptur angegeben. Die Öle entfalten ihre Wirkung auch dann, wenn sie sparsam eingesetzt werden! Die Haut von Kindern ist ja viel zarter als die der Erwachsenen. Ihre oberste Schicht ist noch nicht so stark verhornt wie die der Erwachsenen – dadurch könnten Umweltreize auch mehr Schaden anrichten. Dennoch: keine Angst vor körperlicher Anwendung. Wenn sie richtig durchgeführt wird, gibt es dagegen nichts einzuwenden …

Gerade ätherische Öle sind in der Anwendung für Kinder – auch für kleine Kinder – eine optimale Unterstützung, denn das Riechen fördert in sehr hohem Maß den Ausbau der Erinnerung und der Lernfähigkeit. Es ist wirklich interessant, wie Kinder, die sich bereits im Vorschulalter mit dem Riechen von verschiedenartigsten Düften auseinandersetzen, ihre Erinnerungsfähigkeit, die Lernbereitschaft und ihre Erlebnisfähigkeit verbessern können.

Dennoch: Überfordern Sie Ihr Kind nicht mit Düften, die nicht altersgerecht eingesetzt werden! Kinder dürfen auch mitbestimmen, welche Düfte ihnen guttun!

Geben Sie Ihrem Kind auch die Chance, gemeinsam mit Ihnen Mischungen zusammenzustellen. Bei einigen Rezepturen finden Sie Tipps von Kindern für Kinder. Es sind dies praxisbezogene Rezepturen, die sich meine Kinder, Enkelkinder und Großnichten oft selbst ausgedacht haben und die sich auch bewährt haben.

Auf den nächsten Seiten finden Sie so manches bekannte und vielleicht auch so manches unbekannte Pflanzenportrait, immer mit Querverweisen auf die Rezeptsammlung und auf hilfreiche Anwendungen.

Die für die Kinder-Hausapotheke benötigten ätherischen Öle – es sind ja nicht viele – besorgen Sie sich am besten im ausgewählten Fachhandel. Für

Ihren Teenager werden vielleicht auch exotischere Düfte interessant sein. Aber für alle gilt: Es sollten unbedingt qualitativ hochwertige Produkte sein.

Das gilt auch für die fetten Pflanzenöle, die Sie für Ihre Mischungen benötigen werden (normalerweise werden Sie fette Pflanzenöle und ätherische Öle ja nicht selbst herstellen können).

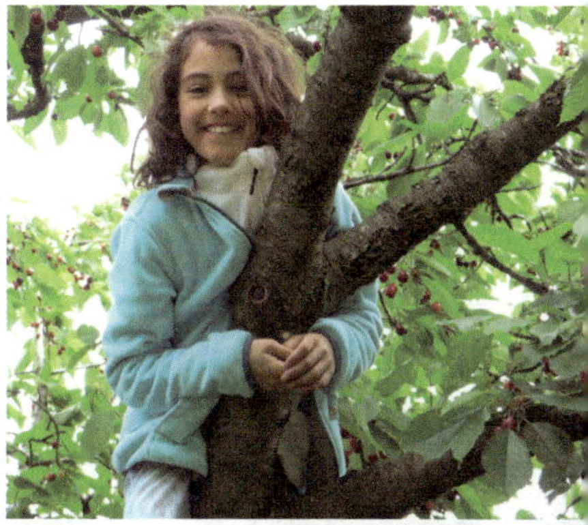

Duftlampe, Massage, Hautpflege, Bäder – die Anwendungen sind so vielseitig wie die dafür verwendeten ätherischen Öle und Kräuter.

Viele der empfohlenen Zutaten werden Sie sowieso in Ihrer Küche finden, manche Kräuter vielleicht selbst sammeln oder im Zweifelsfall in der Apotheke oder Drogerie besorgen – Sie werden sehen, es ist gar nicht so kompliziert eine kleine „Natur-Hausapotheke" für Ihre Kinder (und letztlich auch für Sie selbst) zusammenzustellen.

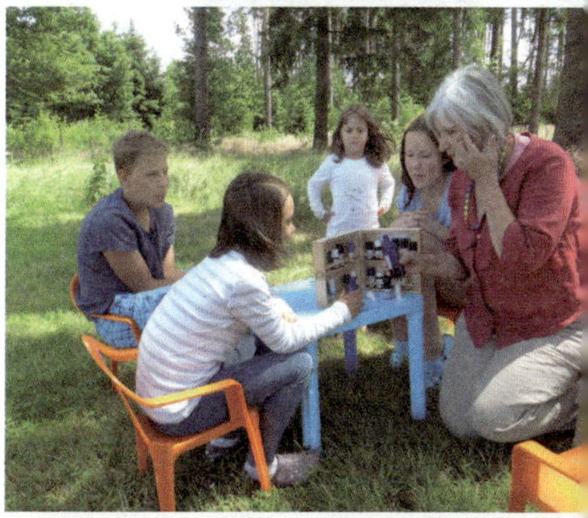

Heilpflanzen für Kinder werden vor allem als Tee verabreicht. Aber es gibt natürlich – für äußerliche Anwendungen (Wickel, Umschläge, Waschungen) beispielsweise – auch die Möglichkeit von Tinkturen oder Mazeraten zum Einreiben. Wie diese Tinkturen und Mazerate hergestellt werden, finden Sie beim jeweiligen Pflanzensteckbrief.

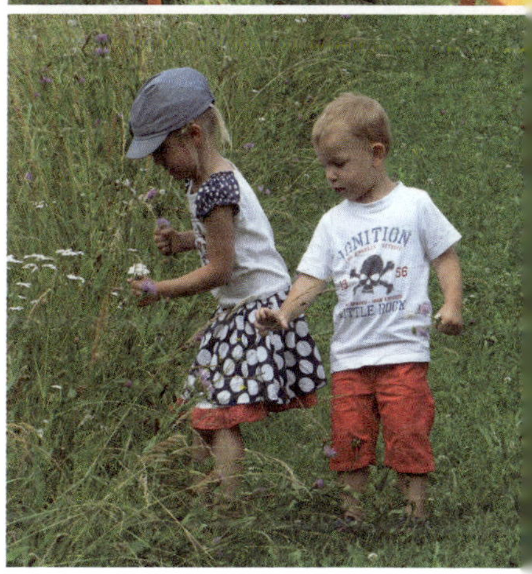

Ätherische Öle lassen sich nur schwer in ausreichender Menge selbst herstellen, auch wenn Sie glauben, in Ihrem Garten genügend Pflanzenmaterial zu haben, um selbst destillieren zu können – meist reicht es gerade einmal beim Lavendel für ein wenig ätherisches

Öl. Alle anderen Pflanzen schenken uns zwar ihren Duft, aber kaum ihr Öl. In jedem Fall bekommen Sie aber beim Selbstdestillieren ein wunderbares Produkt, nämlich das Hydrolat. Und dieses lässt sich dann auch gut in der Kinderpflege einsetzen.[3]

In den ***Tabellen*** sind die ätherischen Öle, fetten Pflanzenöle und Kräuter nach ihrer Anwendungsmöglichkeit und dem Alter der Kinder geordnet. Querverweise zu den Rezepturen und Mischungsvorschlägen finden Sie ebenfalls nach dem Alter sortiert in diesem Anhang wieder.

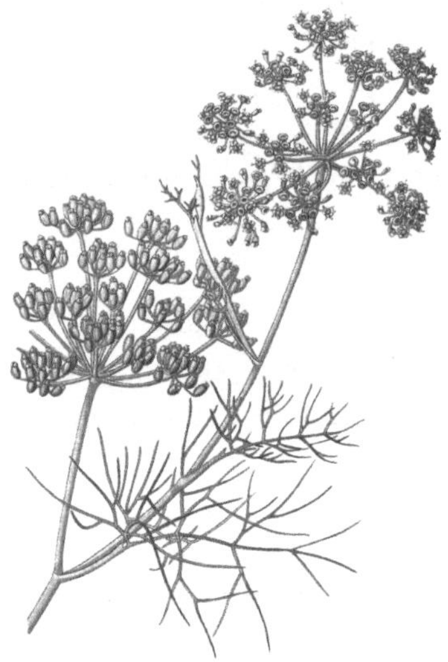

[3] siehe auch mein Buch „Hydrolate – Sanfte Heilkräfte aus Pflanzenwasser“, Freya-Verlag 2012

„Es gibt eine Kraft aus der Ewigkeit
und diese Kraft ist grün.“

Hildegard von Bingen

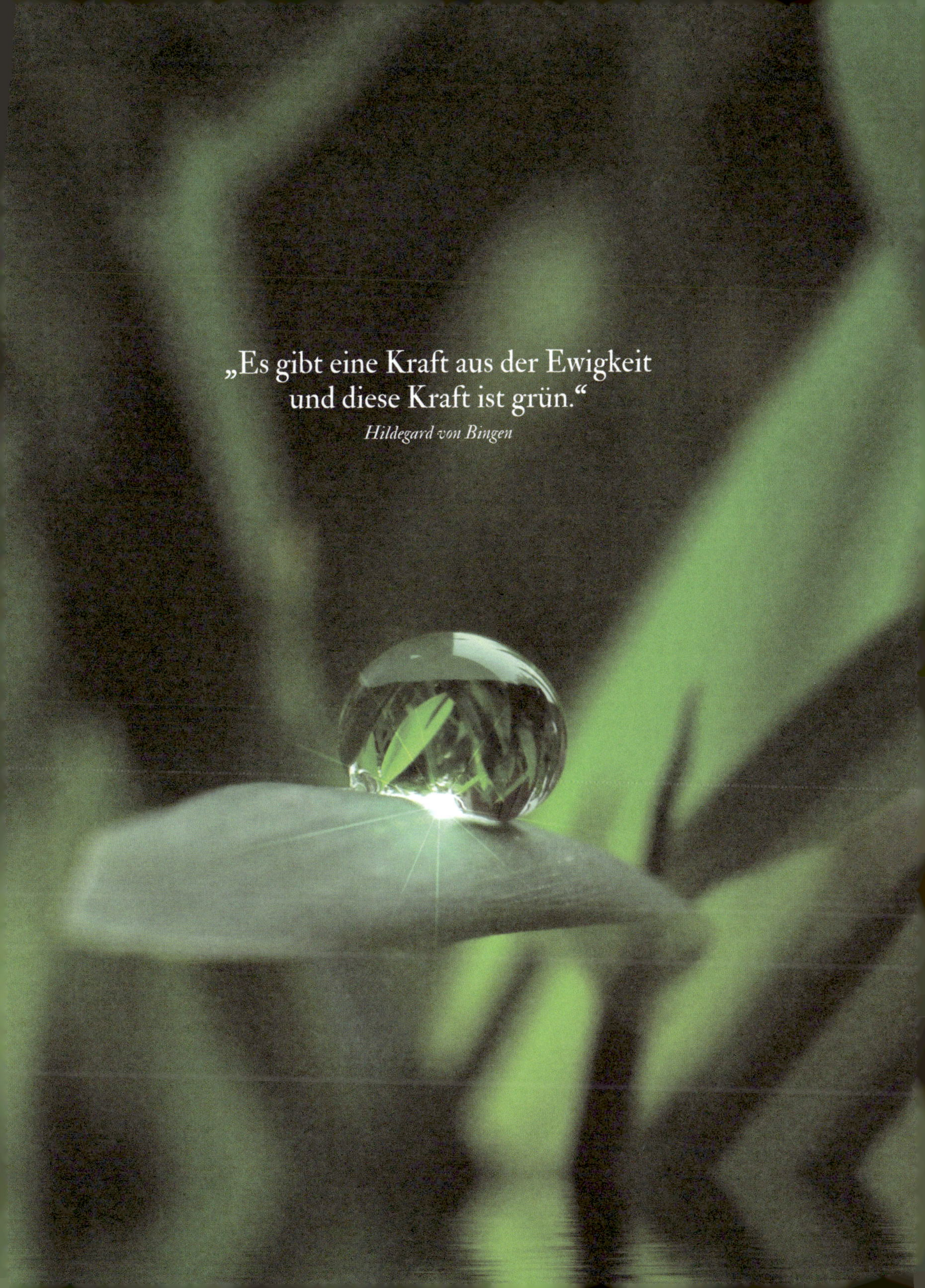

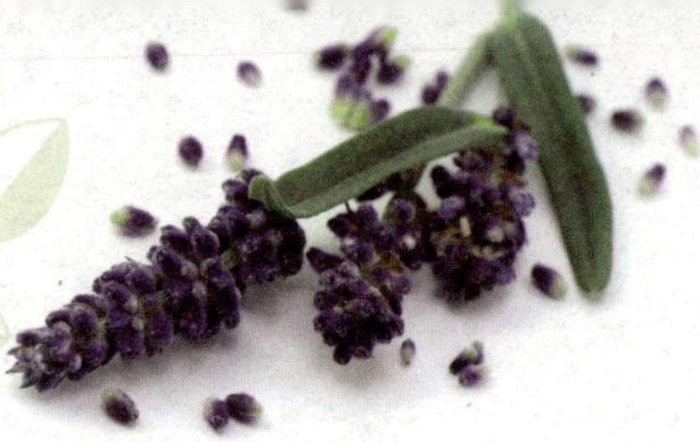

Mein bunt gemischter Kräuterstrauß

beginnt mit einer der bekanntesten und vielseitigsten Heilpflanzen Europas:

Lavendel

Es gibt viele Sorten vom Lavendel, vielleicht haben Sie ja sogar die eine oder andere davon in Ihrem Garten. Zwei dieser Lavendelsorten werden wir uns ein bisserl näher ansehen:

Lavandin

Lavandula intermedia oder Lavandula hybrida

Der ***Lavendel*** gehört zu den Lippenblütlern *(Lamiaceae)* und gedeiht vor allem in Südfrankreich, Kroatien, Italien und interessanterweise auch in England besonders gut, er mag mildes Klima. Auch in unseren Gärten ist er seit Jahren ein beliebter duftender Gast.

Genaugenommen ist Lavendel ein Halbstrauch (das heißt, dass seine Stängel leicht verholzen können), er wird je nach Sorte ca. 60 cm hoch und besitzt schmale, längliche Blätter mit einer graugrünen Färbung. Seine Blüten sind bei der ursprünglichen Pflanze blauviolett. Es gibt allerdings heute auch Züchtungen von weiß über rosa bis hin zu zartblau. Die Blütezeit ist von Ende Juni bis in den frühen Herbst, etwa bis in den September hinein.

Es gibt eine Wildform, den ***Berglavendel***, den ich sehr schätze, weil sein Duft noch intensiver und runder ist. Dieser Lavendel wächst auf etwa 800 bis 1200 m Seehöhe und er wird hier von Hand geerntet. Er besitzt wunderschöne dunkelblaue Blüten und wird nicht ganz so hoch wie der Lavendel in niedrigeren Regionen.

Auch ***Lavandin (super)***, der eine Kreuzung zwischen dem Lavendel fein und dem Speiklavendel ist, ist im Mittelmeergebiet zu Hause. Der Unterschied zum Lavendel liegt erst einmal in der Wuchsform – die Pflanzen werden um einiges höher als Lavendel fein. Sie können bis zu 120 cm hoch werden. Diese sogenannte Hybridpflanze – so nennt man Pflanzen, die durch Kreuzung entstanden sind – kann nur durch Stecklinge vermehrt werden. Lavandin wird sehr gerne auch deshalb angebaut, weil man ihn gut mit Mähmaschinen ernten kann und weil er pflegeleicht und auch ergiebig ist.

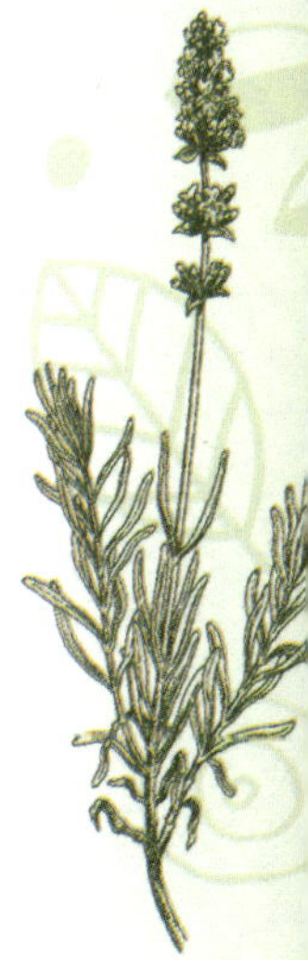

Lavendel fein

Lavandula angustifolia

Hauptanwendungsbereiche:
Hat einen wunderbar beruhigenden Duft und besonders kleine Kinder mögen ihn sehr. In unserer Familie besitzt er einen besonderen Stellenwert: Bei jeder kleinen Verletzung wird das ätherische Öl des Lavendels gerne eingesetzt, ob es sich um eine kleine Schnittwunde handelt oder eine Brandwunde, ob eines der Kinder von einer Stechmücke gestochen wurde oder sich den Finger eingezwickt hat – alle rufen sofort nach dem Lavendel.

Warum ist dieser Lavendel so „begehrt"?

Nun, einerseits vermittelt der Duft ein Gefühl der Geborgenheit und des Trostes. Und andererseits hat das ätherische Öl tatsächlich eine große Heilkraft. Beides lässt sich durch seine Inhaltsstoffe begründen.

Lavendelöl kann in vielen verschiedenen pflegenden Anwendungen eingesetzt werden – es ist genau genommen ein „Alleskönner". Es ist so mild, dass Sie es unbedenklich auch für ein Baby verwenden können.

- Bei kleinen Verletzungen, z. B. bei Kratzern, Insektenstichen und Schnittwunden, 1 Tropfen ätherisches Lavendelöl pur auftragen.
- Bei Verbrennungen zuerst unters kalte Wasser und danach Lavendelöl pur auftragen.
- Bei Einschlaf- oder Durchschlafstörungen: 1 Tropfen Lavendelöl auf ein Taschentuch geben oder 2 davon in die Duftlampe.
- Ebenso hilft Lavendel, die Angst vor „Gespenstern“ zu besiegen.
- Und er hilft gegen allgemeine Unruhe.
- Außerdem – wie wir sehen werden – hilft er bei noch vielen anderen kleineren und größeren Problemen.

Lavandin super

Lavandula intermedia, Lavandula hybrida

wirkt hingegen aufmunternd und aktivierend, hilft bei Erkältungen und beim Lernen.

Der Grund sind auch hier die Inhaltsstoffe. Auch Lavandin ist vielseitig einsetzbar, ich würde es allerdings nicht bei Babys verwenden, sondern erst ab etwa 3 Jahren.

Der Duft von Lavandin ist etwas schärfer und klarer als jener von Lavendel. Daher verwenden wir Lavandin vor allem dann, wenn wir das Gedächtnis stärken wollen und auch zum Durchatmen bei Erkältungen.

Lavendelhydrolat

ist ein wunderbares Produkt, wenn es darum geht, den Duft von Lavendel in zartester Form für eine Duftlampe in Babys kleinem Reich einzusetzen. Lavendelhydrolat entsteht bei der Herstellung von ätherischem Lavendelöl durch Wasserdampfdestillation. Und es verbreitet eine sanfte und fröhliche Stimmung im Raum.

Dieses süßlich duftende Pflanzenwasser wirkt entzündungshemmend, antiinfektiös und beruhigend auf der Haut und man kann es gleichermaßen zum Abtupfen des wunden Baby-Popos wie auch für die ersten Pickel eines Teenagers verwenden.

Auch hier ist natürlich maßgeblich, dass das Produkt frisch und von sehr guter Qualität ist.

Lavandin-Hydrolat

wirkt etwas stärker antiviral als das Lavendelhydrolat und kann ebenfalls in der Duftlampe des Kinderzimmers verwendet werden, allerdings bitte nicht bei den Kleinsten. Gibt man 1 Tropfen ätherisches Grapefruitöl dazu, so entsteht ein angenehmer Raumduft, der beim Lernen unterstützt.

Lavendel-Ölmazerat

Sie wollen kein ätherisches Öl für Ihr Kind verwenden, aber dennoch den Duft des Lavendels nicht missen? Kein Problem: Setzen Sie einfach ein Lavendel-Ölmazerat an!

LAVENDEL-ÖLMAZERAT

Man nehme eine Handvoll getrocknete Lavendelblüten (wenn Sie keinen im Garten haben, dann gibt es Lavendelblüten im Reformhaus oder der Apotheke). Die Blüten in ein sauberes, mit etwas Alkohol gereinigtes Marmeladenglas geben. Darauf kommt nun Sonnenblumenöl oder Olivenöl, bitte bis zum Rand vollgießen! Die Blüten drückt man mit einem sauberen Holzlöffel ein wenig hinunter, damit sie mit Öl bedeckt sind.

Deckel drauf und nun – nicht in der prallen Sonne! – im warmen Zimmer für ca. 4 Wochen stehen lassen. Danach seihen Sie die Blüten ab, das duftende fette Öl wird nun in dunkle Flaschen umgefüllt.

Es hält sich etwa 1 Jahr – und dann kommt ja sowieso schon die nächste Ernte.

Dieses Lavendel-Ölmazerat verwenden wir in unserer Familie einerseits für die Hautpflege der Kleinen, andererseits hilft es aber auch, wenn die Kinder so gar nicht einschlafen wollen.

Wunderbar wirkt dann ein kleines Ritual, das sanfte Massieren der Kinderfüßchen. Das lieben sogar schon die Babys. Und sind sie dann größer, wollen sie darauf nicht mehr verzichten – es ist eine der schönsten Zuwendungen, die Sie Ihrem Kind geben können: Sie schenken ihm Zeit und Aufmerksamkeit! Genießen Sie es zu zweit!

Mit dem Lavendel-Ölmazerat können Sie auch einen schnellen ***Hustenbalsam*** für Ihr Kind zusammenstellen. Blättern Sie dazu bitte weiter auf S. 188.

Lavendel und Lavandin als Lernhilfe

Wenn Kinder nicht gerne stillsitzen wollen, die Aufgaben aber dennoch erledigt werden müssen, dann bewährt sich die „***Lerndose***“:

Dazu benötigen Sie 1 sauberen Cremetiegel und 2 Abschmink-Wattepads, die in die Dose hineinpassen. Darauf geben Sie bitte je 1 Tropfen der ätherischen Öle von Lavendel, Lavandin und Grapefruit.

Wie wird's verwendet?

Soll das Kind eine Aufgabe machen, dann stellt es die „Lerndose“ vor sich hin, der Duft der ätherischen Öle unterstützt beim Lernen:

- der Lavendel beruhigt ein wenig, wenn die Aufgabe vielleicht auch ein wenig Angst macht,
- der Duft von Lavandin macht einen klaren Kopf – „die Aufgabe ist doch gar nicht so schwer“
- und Grapefruit wirkt ausgleichend und unterstützend.

Nach der Aufgabe wird die Dose wieder verschlossen und weggestellt, dann wird sie ja nicht mehr gebraucht.

Diese Methode hat sich ganz besonders bei den kleinen „Zappelphilipps“ bewährt, aber auch bei größeren Kindern helfen die ätherischen Öle beim Lernen.

Tipp von Victoria (10 Jahre):

„Gib ein Duftfleckerl mit dem Lernduft ins Federpennal, dann lernst du auch in der Schule leichter. Und alle wollen es von dir haben ...“

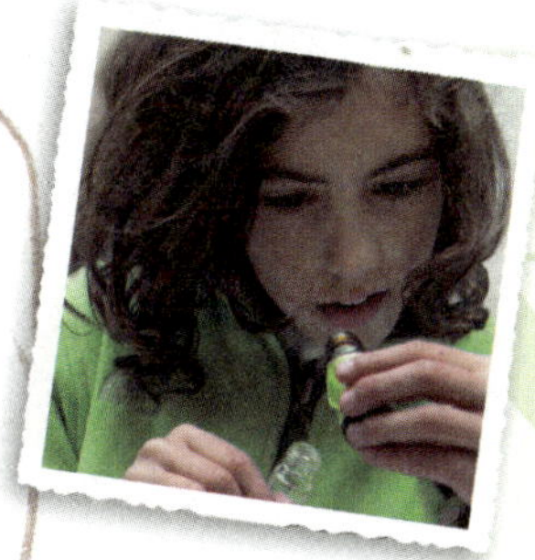

LAVENDELTEE

Mit den Blüten des Lavendels fein kann man auch einen angenehmen Einschlaftee herstellen.

- Dazu braucht man für 1 Tasse 1 Teelöffel Lavendelblüten – mit heißem Wasser kurz übergießen, ca. 4 bis 5 Minuten ziehen lassen, abseihen und mit einem Kaffeelöffel Honig süßen.
- Abends vor dem Einschlafen getrunken, beruhigt der Tee und schenkt einen guten Schlaf.
- Lavendeltee ist geeignet für Kinder ab ca. 6 Jahren.

VAMPIRSPRAY

Von Lena-Sophie (8 Jahre) habe ich den Tipp mit dem Vampirspray. Eigentlich sollte es ein Raumspray fürs Kinderzimmer werden, aber Lena-Sophie und ihre kleine Schwester Hanna-Theresa (5) erklärten mir, dass dieser Spray die sicherste Methode gegen nächtliche Vampire ist:

In eine 100-ml-Sprühflasche gibt man ca. 5 ml Wodka („Den mögen Vampire nicht, Tante Ingrid!") und dazu tropft man 15 Tropfen Lavendelöl („Weißt du, das mögen Vampire schon gar nicht!").

Gut schütteln und mit Lavendelhydrolat verdünnen.

„Das haut die Vampire glatt um!"

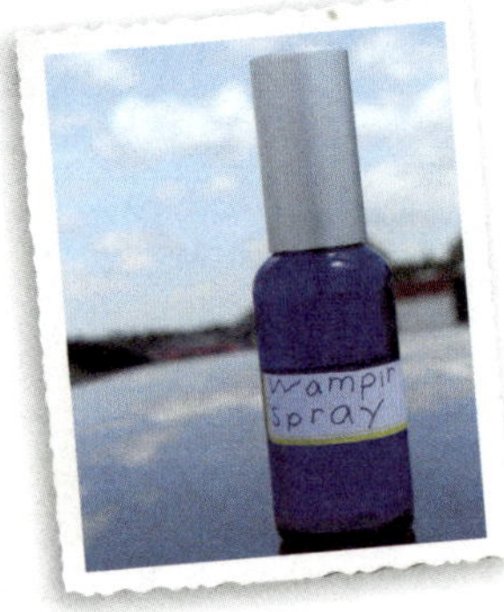

Lena-Sophie und Hanna-Theresa sprühen jeden Abend vor dem Schlafengehen rund um ihre Betten – kein Vampir hat je die Chance, sich unterm Hochbett zu verstecken!

Außerdem haben beide auf ihren Nachtkästchen so ein Sprühfläschchen stehen – was kann da in der Nacht schon passieren!

BEULENSCHRECK

Kleine Verletzungen passieren, so schnell kann man oft gar nicht schauen. Für Notfälle empfiehlt es sich daher, einen kleinen Roll-On in der Tasche zu haben, der rasche Hilfe schenkt, den „Beulenschreck".

Stellen Sie dafür folgende Mischung her:

» 4 Tropfen Lavendel fein (*Lavandula angustifolia*)
» 2 Tropfen Immortelle (*Helichrysum italicum*)
» 4 Tropfen Orange süß (*Citrus aurantium dulcis*)
» 10 ml Jojobaöl

Diese Mischung füllen Sie in einen 10-ml-Roll-On (Beschriften nicht vergessen!). Bei Bedarf wird die kleine Verletzung damit betupft: Blaue Flecken entstehen dann oft gar nicht!

Daheim machen Sie dann eine kühlende Kompresse, entweder mit Lavendelhydrolat oder Melissenhydrolat.

Kaum ist der Herbst ins Land gezogen, machen sich Husten, Schnupfen und Heiserkeit allerorten breit. Das nächste Kräutlein ist daher etwas Besonderes gegen viele Erkältungskrankheiten:

Thymian

Thymus vulgaris L.

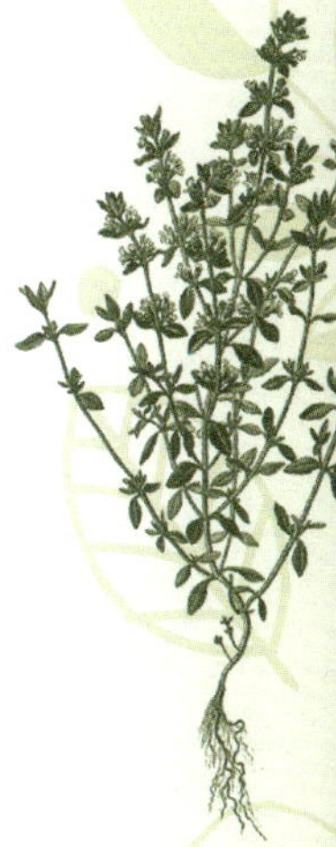

Mit dem Thymian ist das so eine Sache. Grundsätzlich haben wir es ja mit einem sehr hilfreichen Kraut zu tun. Bei der Auswahl der ätherischen Öle des Thymians müssen wir ein wenig Vorsicht walten lassen, denn es gibt hier verschiedene Sorten, die nicht alle für Kinder geeignet sind.

Auch der Thymian gehört zu den Lippenblütlern (*Lamiaceae*) und ist eigentlich ein Kind des sonnigen Südens. Trotzdem gibt es auch bei uns eine heimische Thymianart, nämlich den Quendel, den man zum Glück immer noch auf Wiesen und an Feldrändern finden kann.

Der Thymian mit all seinen etwa 150 bis 160 Unterarten findet sich auch auf dem Balkan und in Afrika, bis hinauf nach Schottland und sogar in Island gibt es Thymian. Er gehört zu den anpassungsfähigsten Pflanzen, die ich kenne. Thymian wird zwischen 10 und 40 cm hoch und blüht mit kleinsten Blütchen ab Mai den ganzen Sommer lang.

Thymian gehört – ebenso wie der Lavendel – zu den wichtigsten Heilpflanzen, die bei uns Verwendung finden. Durch seine unterschiedliche Herkunft kommt es jedoch auch zu unterschiedlichen Inhaltsstoffen.

Das wird uns beim Heilkraut weniger berühren als bei der Verwendung der ätherischen Öle. Ich möchte hier die für Sie wichtigsten Merkmale und Anwendungshinweise für die ätherischen Thymianöle anführen.

Zitronenthymian

Thymus vulgaris ct. linalool

Der Zitronenthymian ist ein fein duftender Thymian ohne Schärfe. Meiner im Garten hat kleine, gelb panaschierte Blättchen, und, wie sein Name auch sagt, wenn man mit der Hand darüberstreicht oder an den Blättchen reibt, steigt zarter Zitronenduft in die Nase.

Der Zwergstrauch besitzt – wie alle Lippenblütler – einen vierkantigen Stängel. Seine Blüte ist weiß bis leicht rosa und erscheint in den Sommermonaten. Er mag es eher trocken als zu nass, aber egal wie, er ist ein wahrer Überlebenskünstler.

Das ***ätherische Öl des Zitronenthymians*** (Ein anderer botanischer Name dafür ist *Thymus citriodora* – dieser Name gilt aber nicht für das ätherische Öl!) muss mit ***„ct. linalool"*** gekennzeichnet sein – „ct." steht für „Chemotyp" und „linalool" für den Hauptwirkstoff dieses Produkts.

Wegen seiner Zusammensetzung eignet sich dieses ätherische Öl besonders gut für Kinder – im Handel wird er oft auch als ***„Kinderthymian"*** bezeichnet.

Das Zitronenthymianöl gehört zu meinen bevorzugten ätherischen Ölen nicht nur für die Kinder-Aromatherapie.

Man kann es für einen Hustenbalsam (S. 188), für einen Ölwickel bei Erkältungen, bei Beschwerden des HNO-Bereichs und zur Stärkung der Abwehrkräfte einsetzen, es wirkt immer mild auf die Schleimhäute ein und reizt auch zarte Kinderhaut nicht, wenn es richtig dosiert verwendet wird (bitte entnehmen Sie die jeweils richtigen Dosiermengen für Ihr Kind aus der entsprechenden Tabelle im Anhang!). Weitere Anwendungsmöglichkeiten gibt es bei Wunden und Geschwüren (***Waschungen*** – siehe ***Rezeptteil***). Aber es kann auch bei Harnwegsinfekten für ***Sitzbäder*** verwendet werden.

Thymian kann hervorragend für eine ***unterstützende Ölmischung*** verwendet werden, die auf den Fußsohlen der Kinder aufgetragen wird.

„BLEIB GESUND"-ÖLMISCHUNG

in Erkältungszeiten für Kinder ab ca. 3 Jahren:

» 50 ml Mandelöl süß (*Prunus dulcis*)
» 2 Tropfen Thymian linalool (*Thymian ct. linalool*)
» 4 Tropfen Mandarine rot (*Citrus reticulata*)

Für die Kinder von ca. 3 bis 6 Jahren eignet sich auch sehr gut diese nachfolgende Ölmischung für einen

BRUSTWICKEL

» 30 ml Mandelöl (*Prunus dulcis*)
» 2 Tropfen Thymian linalool (*Thymian ct. linalool*)
» 1 Tropfen Cajeput (*Melaleuca cajeputi*)
» 1 Tropfen Lavendel fein (*Lavandula angustifolia*)
» 2 Tropfen Orange süß (*Citrus aurantium dulcis*)

Das Öl wird sanft auf die Brust und den Rücken aufgetragen, danach wird ein warmes Tuch um den Brustkorb gelegt. Warmhalten mit einem Schafwollpolsterl.

Außerdem nehme ich Thymian auch gerne für eine Raumluftdesinfektion (***Raumspray*** siehe S. 184).

Thymian-Hydrolat

Wie schon beim Lavendel wird auch bei der Produktion des ätherischen Thymianöls als Nebenprodukt ein Hydrolat gewonnen, das man sehr gut auch für die Hautpflege verwenden kann. Besonders Teenager mit unreiner Haut werden es gerne zur Gesichtsreinigung verwenden. Es wirkt adstringierend, klärend und desinfizierend. Es eignet sich aber auch sehr gut als „Wasser" für die Duftlampe – Sie müssen dann gar kein ätherisches Öl extra dazugeben.

Thymian-Ölmazerat

Ein Thymian-Ölmazerat stellen Sie einfach nach unserem ***Mazerat-Grundrezept*** (S. 184) her. Verwenden können Sie es gleich für den ***Hustenbalsam*** (S. 188) für Ihr Kind oder für eine lindernde ***Schnupfensalbe*** (S. 190).

Oder Sie nehmen gleich das Mazerat ohne weitere Zusätze, wenn das Kind zu Erkältungen neigt, und streichen damit vorbeugend die Füße abends ein (anstelle des Lavendel-Ölmazerats).

Natürlich kann man in das Thymian-Ölmazerat auch ätherische Öle mischen, um einer Erkältung zu trotzen.

THYMIANTEE

Ein sanfter Thymiantee mit Honig oder mit Birkenzucker gesüßt, hilft besonders gut bei hartnäckigem Husten und bei Heiserkeit. Auch bei Keuchhusten und bei Asthma hilft der würzige und schmackhafte Tee. Er stillt Hustenkrämpfe und wirkt beruhigend auf die Bronchien ein.

Dafür pflücken Sie ein Zweiglein Thymian und übergießen es mit einer Tasse kochend heißem Wasser. 5 Minuten ziehen lassen, den Thymian herausnehmen und leicht süßen.

ERKÄLTUNGSTEE MIT THYMIAN UND HOLUNDERBLÜTEN

für die Kleinsten (½ bis 4 Jahre)
Getrockneten Thymian und getrocknete Holunderblüten zu gleichen Teilen mischen und davon 1 g mit einer Tasse heißem Wasser übergießen, 5 Minuten ziehen lassen, abseihen und nach Geschmack süßen.

THYMIANHONIG

Mit einem Kaffeelöffel Thymianhonig – eventuell in den Kräutertee eingerührt – kann man dem Husten ebenfalls etwas entgegensetzen.

Um den schmackhaften Honig herzustellen, brauchen Sie lediglich 1 bis 2 Zweiglein vom Thymian (bitte vorher kurz abspülen und trocknen lassen), die Sie in ein kleines Glas geben. Darüber gießt man Bienenhonig, bis die Blättchen bedeckt sind. Nach 2 bis 3 Wochen ist der Thymianhonig bereit zum Einnehmen. Der Thymian wird vorsichtig herausgezogen – fertig. Dieser Honig hält sich ausgesprochen gut.

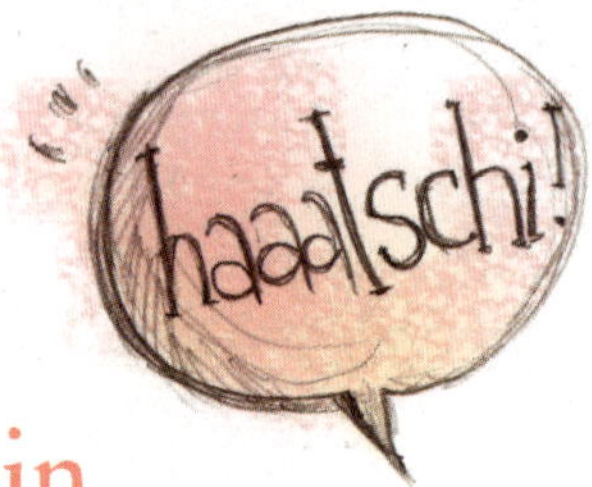

Die kleine Schnupfenprinzessin

„Haaatschiiiii!", tönte es aus dem Kinderzimmer der kleinen Prinzessin. Und nochmals: „Haaaatschiiiiiii!"

Vor lauter Schreck fiel dem König die Krone vom Kopf. Er brummelte: „Da hat sich unser Kind doch schon wieder erkältet!" Und die Königin meinte: „Das kommt davon, weil sie auch im Winter immer ohne Hausschuhe im Schloss herumsaust. Der Fliesenboden ist doch einfach wirklich zu kalt, um nur in Socken drauf herumzuschlittern. Dieses Kind! Was machen wir bloß mit ihr? Und vor allem, was machen wir nun wirklich gegen ihren Schnupfen?"

Da streckte die freundliche Bäuerin von nebenan den Kopf bei der Türe herein: „Habe ich da nicht unser Prinzesschen so schlimm niesen gehört? Hat sie sich denn schon wieder erkältet?"

„Ja, ja, leider!", riefen Königin und König wie aus einem Mund. „Was sollen wir denn bloß jetzt machen?"

Mitzi, die Bäuerin, lachte: „Ach, das werden wir doch gleich haben! Aber ihr beide wisst ja: Ein Schnupfen dauert seine Zeit. Von heute auf morgen ist er nicht gleich wieder weg!"

„Mama,", klang es da leise und kläglich verschnupft aus dem Kinderzimmer, „ich bekomm keine Luft durch die Nase. Und Taschentücher hab ich auch keine mehr."

Die Königin verdrehte die Augen und seufzte.

Mitzi nahm ihren großen Korb, den sie immer bei sich hatte, und zog die Königin in die Schlossküche. „Als Erstes machen wir jetzt einen duftenden Spray für das Kinderzimmer. Damit werden wir den Schnupfenbazillen den

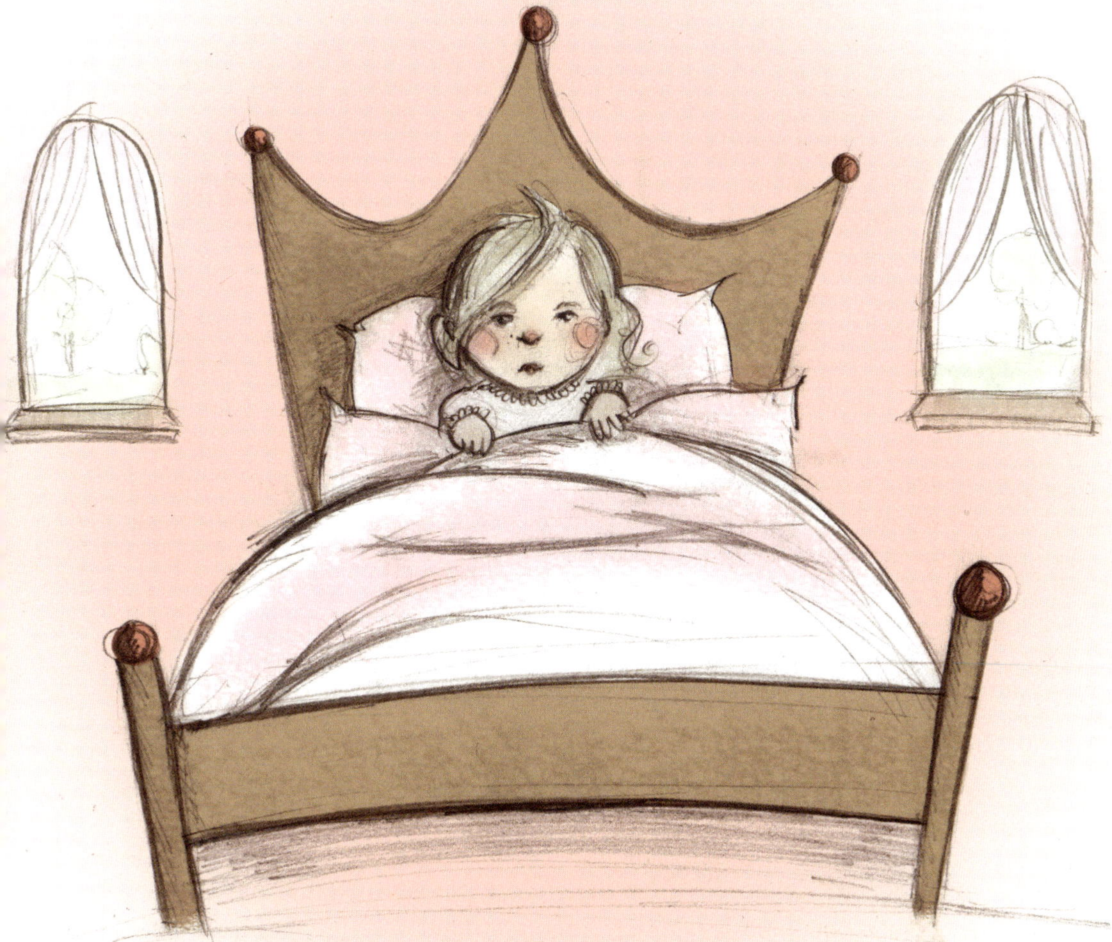

Garaus machen. Und dann bereiten wir einen guten Tee für unsere kleine Schnupfenprinzessin. Das hilft bestimmt. Und ich hab auch noch eine feine Salbe, damit die kleine Nase nicht ganz rot leuchtet. Und, Frau Königin, du wirst sehen, die kleine Prinzessin ist in einer Woche wieder gesund."

Gesagt, getan. Mitzi nahm ein Sprühfläschchen, füllte eine klitzekleine Menge vom guten Schnaps des Königs hinein und ließ ein paar Tropfen ätherischer Öle in das Fläschchen fallen. Dann füllte sie es mit Wasser auf und reichte es der Königin: „Geh gleich einmal ins Kinderzimmer und sprüh zwei, drei Mal in die Luft damit. Du wirst sehen, es gefällt der kleinen Schnupfenprinzessin." Das ließ sich die Königin nicht zwei mal sagen.

Schwuppdiwupp war sie im Kinderzimmer und sprühte. „Ach, duftet das fein", schniefte die kleine Prinzessin. „Ich kann sogar schon wieder ein wenig riechen."

In der Zwischenzeit hatte Mitzi ein paar Kräuter mit heißem Wasser übergossen, den Tee fünf Minuten ziehen gelassen und dann abgeseiht. Nun rührte sie gerade einen Kaffeelöffel Honig in die Tasse. Die Königin schnupperte. „Was hast du da für einen Tee gemacht?", fragte sie. „Das ist meine Schnupfenteemischung, davon gibst du der Prinzessin zwei bis drei Tassen am Tag. Das hilft auch der verstopften Nase ein wenig – wenn man Schnupfen hat, sollte man auch genügend trinken."

Mitzi kramte in ihrem Korb: „Und da hast noch eine Schnupfensalbe, damit soll sich das Prinzesschen ihre kleine Nase einschmieren, dann wird sie auch nicht so rot."

Der König kam jetzt ebenfalls herein und schnupperte. „Kann ich bitte auch so einen Tee bekommen, ich fürchte, mich kitzelt es auch schon in der Nase … Haaaaatschiii!" Er lachte und nieste und lachte wiederum. Und damit sie nicht alle mit Schnupfennasen durch das Schloss laufen mussten, tranken sie gemeinsam ihren Tee und die Königin sprühte, was das Zeug hielt, jeden Tag im Kinderzimmer und (geheimerweise) auch in ihrem Schlafzimmer.

Nach ein paar Tagen war aus der kleinen Schnupfenprinzessin wieder die kleine freche Prinzessin geworden, vom Schnupfen keine Spur. „Und das", dachte sie dankbar, „nur, weil die Mitzi gerade rechtzeitig zur Tür hereingeschaut hat!"

*

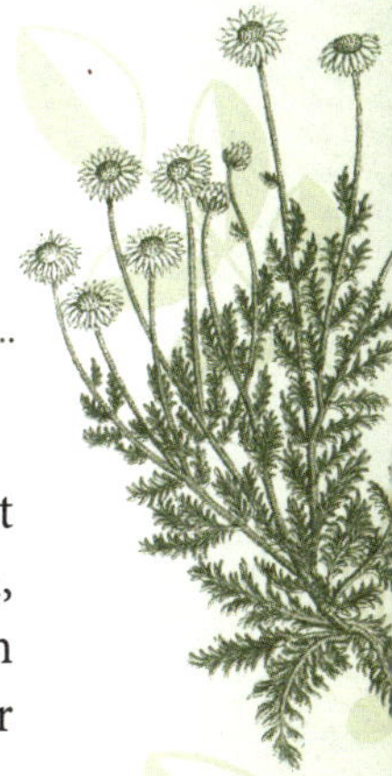

Römische Kamille

Chamamaelum nobile

Wer kann sich nicht mehr an den beruhigenden Kamillentee erinnern, mit seinem aromatischen Duft. Als meine Schwestern und ich Kinder waren, war der Kamillentee ein Begleiter bei Verdauungsproblemen, wir bekamen ihn aber auch für Spülungen bei Zahnfleischentzündung, wenn wir Fieber hatten, und sonst noch bei so allerlei kleinen Beschwerden.

Die Römische Kamille gehört zu den Korbblütlern (*Asteraceae*), sie wird ca. 15 bis 30 cm hoch und hat sehr verzweigte Blütenzweiglein. Es gibt Arten mit ungefüllten und solche mit gefüllten Blütenköpfchen. Die Zungenblüten sind weiß und die Röhrenblüten in der Mitte des Körbchens gelb. Die Römische Kamille kann dichte Polster bilden. Sie blüht von Juli bis Oktober.

Es empfiehlt sich, die Römische Kamille über die Apotheke Ihres Vertrauens zu beziehen.

Sieht man sich ein wenig um, so findet man, dass die Anwendung der Römischen Kamille schon sehr lange Tradition besitzt. Sogar im alten Ägypten wurde sie bereits sehr geschätzt und war dort dem Sonnengott Ra geweiht.

Verwendet wird das Kraut der Römischen Kamille vor allem für Tee aus den Blütenköpfchen.

Man erhält auch ein ***ätherisches Öl der Römischen Kamille***, das vor allem beim zahnenden Kind gut eingesetzt werden kann.

ZAHNUNGSÖL

» 10 ml Mandelöl und 1–2 Tropfen Kamille römisch auf der Backe (außen!) sanft einmassieren.

Achten Sie bitte unbedingt darauf, ob Ihr Kind nach der Anwendung einer Öl-Mischung mit ätherischem Kamillenöl eine Hautreaktion zeigt.

In diesem Fall könnte eine Korbblütler- oder Pollenallergie vorliegen. Wenn das passiert, „waschen" Sie bitte die betroffene Stelle mit reinem Oliven- oder Mandelöl sanft ab und vermeiden Sie in Zukunft die Verwendung von Kamillenöl.

KRÄUTERPOLSTERL MIT KAMILLE UND LAVENDEL

Das Kräuterpolsterl war für meine Söhne immer ein tröstliches Utensil, wenn sie Zahnweh, Schnupfen, Halsweh oder sonst ein Problem hatten (und sei es bloß, dass ich vielleicht „zu streng" mit ihnen war). Es duftet herrlich und hilft nicht nur kleinen Kindern beim Einschlafen … So ein feines, kleines Kissen können Sie leicht selbst herstellen.

Sie brauchen dazu:
» 5 g getrocknete Römische Kamille (Blütenköpfchen)
» 5 g getrocknete Lavendelblüten
» eventuell Schafwollvlies
» ein Stück Baumwollstoff für das Polsterl, ca. 20 x 30 cm
» ein Stück bunten Baumwollstoff für den Überzug, ca. 20 x 30 cm

Die Blüten ins Schafwollvlies einschlagen, eine Polsterhülle zusammennähen und das gefüllte Schafwollvlies hineinstecken. Zunähen.

Aus dem bunten Baumwollstoff einen Überzug nähen und das Polsterl hineingeben. Fertig. Größere Kinder werden vielleicht ihre ersten Nähkünste ausprobieren wollen und sich selbst so ein Polsterl nähen.

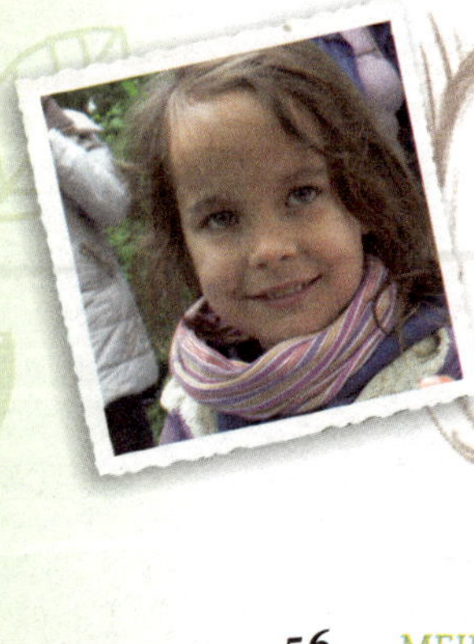

Tipp von Johanna (6 Jahre):

„Das Polsterl hab ich mit der Mama selber genäht. Und am besten wirkt es, wenn das Polsterl neben meinem Kopfpolster liegt. Da schlaf ich wirklich gut und hab keine schlechten Träume!"

Und nur so nebenbei: Dieses Kräuterpolsterl können Sie auch als ***Auflage*** benutzen. In diesem Fall wärmen Sie es bitte auf der Heizung ein wenig an und verwenden es beispielsweise bei einer Erkältung oder Bronchitis als Brustauflage.

Die Römische Kamille hilft auch in der ***Duftlampe***: Ist Ihr Kind hyperaktiv oder nervös, so kann die Mischung des ätherischen Öls gemeinsam mit dem ätherischen Öl der Dille helfen:

BERUHIGENDE MISCHUNG

» 1 Tropfen Dille (*Anethum graveolens*, ätherisches Öl)
» 2 Tropfen Kamille römisch (*Chamamaelum nobile*)

Diese Mischung hilft beispielsweise – jetzt nicht in der Duftlampe, sondern auf 20 ml Mandelöl gegeben – gemeinsam mit einer ***Bauchmassage bei Blähungen***. Anwendbar ist das ab etwa ½ Jahr.

Kirschkerne, Hirse und Dinkelspelzen

Für Auflagen und zum Wärmen können natürlich – neben den bereits genannten Schafwollkissen – auch Kirschkerne, Hirsekörnchen oder Dinkelspelzen in kleine Pölster gefüllt und angewärmt verwendet werden.

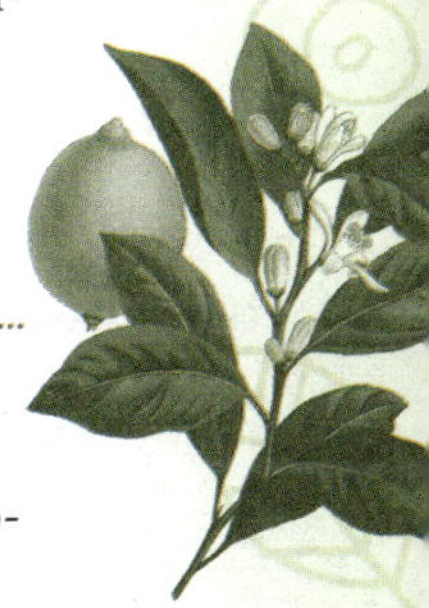

Zitrone

Citrus limon

Zitrone fehlt wohl in keinem Haushalt. Und sie ist nicht nur für eine Limonade oder zum Kochen gut!

Genau genommen ist die Zitrone eine große Beerenfrucht. Zitronenbäumchen gehören zu den Rautengewächsen (*Rutaceae*). Es sind immergrüne Pflanzen, die bei uns im mitteleuropäischen Raum nur im Glashaus überwintern können. Ihre Zweige sind fast immer mit Dornen besetzt, die Blüten sind weiß und leuchten gemeinsam mit den Früchten aus der grünen Baumkrone.

Die Wirkstoffe der frischen Zitrone sind bewährt in einem

HALSWICKEL BEI HALSSCHMERZEN UND SCHLUCKBESCHWERDEN

Die Bio-Zitronen werden in Scheiben geschnitten und auf ein gefaltetes Geschirrtuch (oder eine Stoffwindel) gelegt. Darauf geben Sie ein Papiertaschentuch, damit die Zitronen nicht direkt auf der Haut aufliegen. Der Wickel wird so auf dem Hals angebracht, dass die Seite mit dem Taschentuch auf der Haut zu liegen kommt. Der Wickel darf nur von Ohr zu Ohr auf der Vorderseite des Halses liegen.

Mit einem großen Wolltuch den Wickel fixieren. Das wärmt und hält den Wickel an seinem Platz. Nach etwa einer ¾ Stunde den Wickel wieder entfernen.

Bitte testen Sie vor der Anwendung aus, wie die Haut Ihres Kindes auf Zitronensaft reagiert, und bitte verwenden Sie dafür nur Bio-Zitronen!

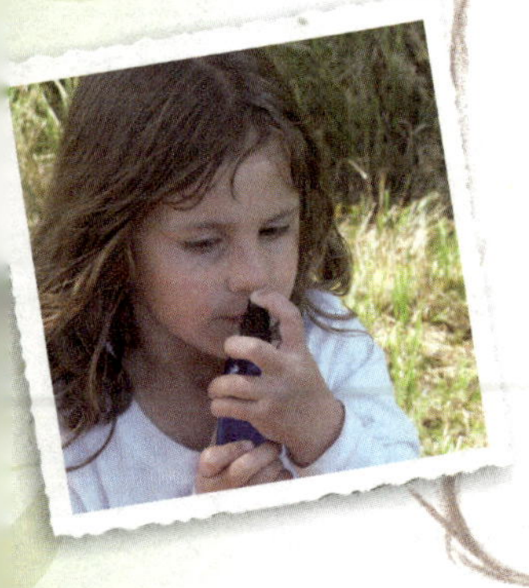

Tipp von Hanna-Theresa (5 Jahre):

„Zitronenlimo aus Bio-Zitronensaft mit Wasser aus der Wasserleitung schmeckt echt lecker! Ich mag's gern mit einem kleinen Löffel Birkenzucker drin. Die Mama sagt, dass der Birkenzucker die Zähne nicht durchlöchert. Und gut schmeckt er auch …"

Eine weitere Hilfe stellt das Zitronenöl, *Citrus limon* – ätherisches Öl, dar. Mit dessen Hilfe kann man die Luft in einem Krankenzimmer rasch verbessern. Stellen Sie damit beispielsweise einen ***Spray*** (siehe S. 184) oder eine ***Duftlampenmischung*** fürs Kinderzimmer (und für Ihre Wohnräume) her:

ZITRONENÖLMISCHUNG

» 4 Tropfen ätherisches Zitronenöl (*Citrus limon*)
» 2 Tropfen ätherisches Öl von Thymian linalool (*Thymian ct. linalool*)
» 3 Tropfen Rosenholzöl (*Aniba rosaeodora*)

Davon geben Sie 1–2 Tropfen in die Duftlampe. Das reicht, um einen Großteil der Bakterien in der Luft des Kinderzimmers zu vernichten. Diese Mischung können Sie genauso für Ihren Spray verwenden.

Der frische und belebende Duft der Zitrone regt den Geist an, weckt die Lebensgeister und hilft beim Lernen. Und: Er ist auch hilfreich gegen ***Kopfschmerzen …***

Übrigens: Ein Tropfen Zitrone – egal, ob Saft oder ätherisches Öl – auf den Handflächen verrieben und eingeatmet, hilft besonders gut bei Spannungskopfschmerz. Streichen Sie dazu mit den Händen sanft über den Kopf des Kindes von der Stirn bis in den Nacken. Lassen Sie eine Hand auf der Stirn liegen, die zweite legen Sie leicht im Nacken auf. Nach wenigen Minuten ist der Kopfschmerz meist um vieles leichter!

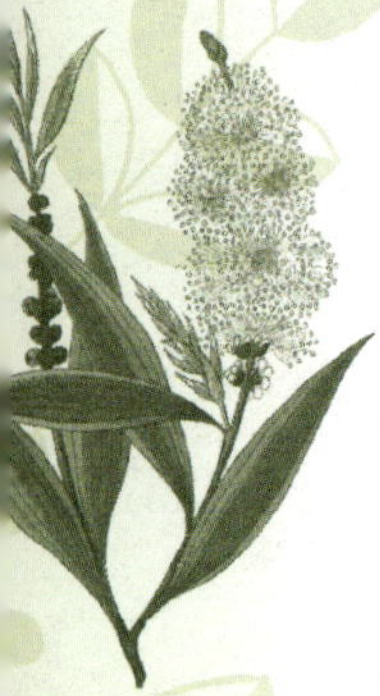

Cajeput

Melaleuca cajeputi

Cajeput wächst bei uns nicht, dennoch habe ich den Steckbrief des ätherischen Öls in dieses Buch ganz bewusst aufgenommen.

Bei der Pflanze handelt es sich um einen Baum, der vor allem in Australien, Indien und Indonesien beheimatet ist. Er gehört zu den Myrtengewächsen (*Myrtaceae*). Für das ätherische Öl werden die Blätter und Zweigspitzen geerntet und mit Wasserdampf destilliert. Der Duft des ätherischen Öls ist frisch und kühl, ein wenig wie der Duft von Eukalyptus.

Die Wirkung ist besonders schleimlösend und schmerzstillend. Und das macht das Cajeput-Öl so wertvoll bei Erkältungen.

Cajeput ist allerdings KEIN Öl für kleine Babys. Ich setze es gerne ein ab ca. 1½ Jahren, erst einmal zart dosiert, in der Duftlampe.

Tipp von Alexander (3 Jahre)

„Mag ich gern – das macht die Oma immer, wenn ich Husten und Schnupfen hab.“

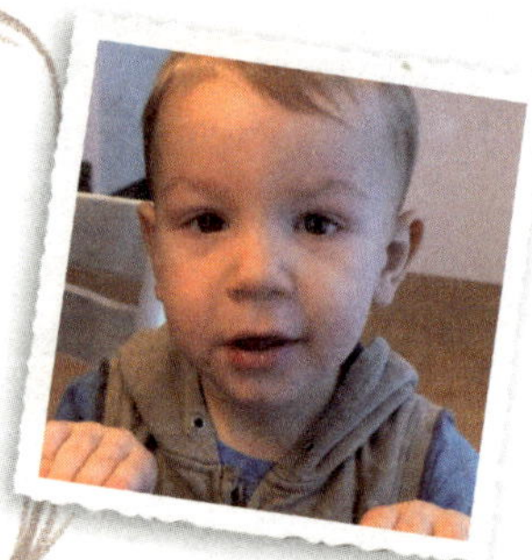

Ab etwa 3 bis 4 Jahren kann man Cajeput auch in einen Brustbalsam mischen. (***Brustbalsam-Rezept*** siehe S. 189).

STIRN- UND NASENNEBENHÖHLENENTZÜNDUNG

Das Cajeput-Öl hilft übrigens auch sehr gut bei ***Stirn- und Nasennebenhöhlenentzündung***, wenn Sie es in der ***Duftlampe*** verwenden. Mischen Sie dafür:

ÖLMISCHUNG FÜR DIE DUFTLAMPE

» 4 Tropfen Cajeput (*Melaleuca cajeputi*)
» 5 Tropfen Grapefruit (*Citrus paradisi*)
» 3 Tropfen Rosenholz (*Aniba rosaeodora*)
Davon geben Sie etwa 2–3 Tropfen in die Duftlampe.

OHRENSCHMERZEN

klingen rasch ab, wenn Sie 1 Kaffeelöffel Johanniskrautöl mit 2 Tropfen Cajeput mischen. Damit einen Wattebausch tränken, etwas ausdrücken und dann vorsichtig auf das Ohr Ihres Kindes legen. Der Wattebausch darf NICHT ins Ohr hineingedrückt werden! Bitte nur in die vordere Ohrmuschel hineinlegen.

Nach einer Stunde sollten die Schmerzen bereits gelindert sein.

Mit dieser Mischung können Sie auch sanft den Bereich hinter den Ohren einstreichen, auch das lindert bereits den Schmerz.

LERNSCHWIERIGKEITEN

Bei ***Lernschwierigkeiten*** ist es wichtig, dass der Kopf klar bleibt. Auch dafür kann man Cajeput-Öl gut einsetzen:

ÖLMISCHUNG FÜR EINEN KLAREN KOPF

» 5 ml Mandelöl (*Prunus dulcis*)
» 1 Tropfen Cajeput (*Melaleuca cajeputi*)
» 1 Tropfen Lavendel fein (*Lavandula angustifolia*)

in einem kleinen Fläschchen mischen. Bei Bedarf kann das Kind seine Ohrläppchen damit massieren. (Diese Methode hilft übrigens nicht nur Kindern!)

Rosenholz

Aniba rosaeodora

Das Rosenholzöl ist wohl eines der sanftesten und vielseitigsten ätherischen Öle überhaupt. Sein Duft gleicht dem eines guten Baby-Puders. Und dennoch: Es ist auch ein wunderbares Öl, wenn Ihr Baby oder Kleinkind unter einer Erkältung leidet.

Die Wirkung von Rosenholz auf Hals, Nasen und Ohren ist legendär, obwohl man es diesem Öl gar nicht zutrauen würde, so mild riecht es.

Verwenden Sie es entweder für die ***Duftlampe*** (hier hat sich die Kombination mit Mandarine bewährt) oder für einen Brustbalsam.

DUFTLAMPENMISCHUNG

» 2 Tropfen Rosenholz (*Aniba rosaeodora*)
» 3 Tropfen Mandarine rot (*Citrus reticulata*)
» 1 Tropfen Eukalyptus staigeriana (*Eucalyptus staigeriana*)

Davon – je nach Alter des Kindes (siehe ***Tabelle***) – zwischen 1 und 3 Tropfen in die Duftlampe. Hilft sowohl bei Schnupfen als auch bei Halsschmerzen.

Der Rosenholzbaum gehört zu den Lorbeergewächsen (*Lauraceae*) und ist im brasilianischen Regenwald beheimatet. Das Öl hat – neben seiner Wirkung auf den HNO-Bereich – auch eine ausgleichende und harmonisierende Wirkung und empfiehlt sich bei Akne, Dermatitis und natürlich auch zur allgemeinen Hautpflege, auch bei empfindlicher Haut.

Das Rezept für einen ***Pflegebalsam bei Windeldermatitis*** finden Sie im Abschnitt „Rezepte speziell für Ihr Baby".

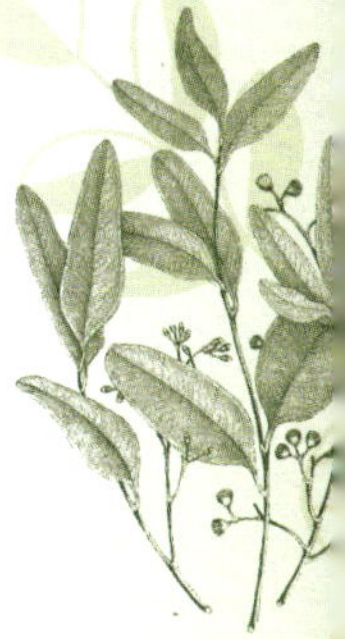

Eucalyptus staigeriana

Es ist immer schwierig, in Erkältungszeiten das richtige ätherische Öl für die Kinder, aber auch für die ganze Familie, zu finden, das alle mögen. Also ehrlich: *Eucalyptus globulus* ist da meistens viel zu stark und riecht auch für Kindernasen nicht so gut!

Besser ist da der ***Eucalyptus staigeriana.***

Dieser Eukalyptus hat andere Hauptwirkstoffe als der *Eucalyptus globulus*, der vor allem bei Babys und Kleinkindern absolut kontraindiziert ist.[4]

Eucalyptus staigeriana hingegen duftet sanft und angenehm. Sein Duft ist ein wenig zitronig, leicht pudrig und hervorragend für Kinder geeignet. Er ist sowohl für die Raumluft-Desinfektion geeignet als auch für einen Hustenbalsam. Verwendet wird er in der altersgerechten Dosis (siehe Tabelle).

Eucalyptus staigeriana hilft sehr gut auch bei ***psychosomatischen Beschwerden.*** In diesem Fall macht man eine ***sanfte Massage*** im Bereich des Solarplexus:

MASSAGEÖL BEI PSYCHOSOMATISCHEN BESCHWERDEN

» 30 ml Mandelöl (*Prunus dulcis*)
» 1 Tropfen Eucalyptus staigeriana
» 2 Tropfen Rosenholz (*Aniba rosaeodora*)
» 2 Tropfen Orange süß (*Citrus aurantium dulcis*)

Bitte beachten Sie unbedingt die genaue Bezeichnung auf dem Fläschchen mit dem ätherischen Öl! Es macht einen großen Unterschied, welche Eukalyptus-Art Sie verwenden.

Und: ***Eucalyptus staigeriana*** ist wirklich die einzige Eukalyptus-Sorte, die sich für Kinder empfiehlt!

---

[4] Nur zur Erläuterung: *Eucalyptus globulus* kann bei Babys und Kleinkindern zu extremer Atemnot führen. Das liegt an der Zusammensetzung des ätherischen Öls. Also bitte NICHT VERWENDEN!

Eucalyptus citriodora

Corymbia citriodora

Da ist ja doch noch eine Eukalyptus-Art, werden Sie jetzt sagen. Nein, ist es eigentlich nicht. Denn Eucalyptus citriodora gehört zwar ebenfalls zu den Myrtengewächsen, hat aber keine der Eigenschaften der Eukalypten.

Der „Zitronen-Eukalyptus“ hat einen sehr starken Geruch, der an Gelsenvertreibungsmittel erinnert, wofür er ja auch industriell in erster Linie eingesetzt wird. Wir verwenden ihn ebenfalls zur Vertreibung von Stechmücken.

Niaouli

Melaleuca viridiflora

Niaouli gehört zu den Myrtengewächsen, ebenso wie Cajeput und Eukalyptus. Der Baum wächst vor allem in Madagaskar. Ich verwende das ätherische Öl dieser Pflanze recht gerne: Es ist besonders gut wirksam bei allen Atemwegserkrankungen, vor allem auch bei Stirnhöhlen- und Nebenhöhlenentzündungen.

Das Öl hilft aber auch sehr gut auf psychischer Ebene, wenn man niedergeschlagen ist. Es passt also recht gut auch in Anti-Schulstress-Mischungen.

Geeignet für die Duftlampe, aber auch für einen Hustenbalsam.

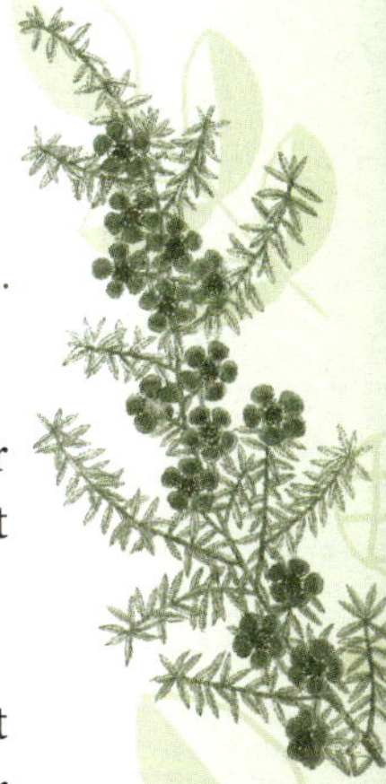

Manuka

Leptospermum scoparium

Manuka ist ebenfalls aus der Familie der Myrtengewächse. Ich habe es vor allem wegen seiner großen Heilkraft mit in dieses Buch genommen, es ist mild und daher für alle Altersgruppen gut geeignet.

Manukabäume und -sträucher sind vor allem im Norden Neuseelands weit verbreitet. Sie sind dicht verzweigt und immergrün und wachsen bis zur Vegetationsgrenze. Die Pflanzen können zwischen 5 cm und 15 m hoch werden. Sie sind monatelang mit unzähligen rosafarbenen oder dunkelroten Blüten übersät.

Es ist kein berauschend toller Duft, den uns dieses Öl beschert, aber das muss auch nicht sein. Wichtig ist die Wirkung: Es ist antiviral, antiseptisch, antibakteriell und ausgesprochen hautfreundlich. In Ausnahmefällen können Sie 1 Tropfen davon als „Notfallöl“ sogar pur auf die Haut auftragen.

Es hilft bei kleinen Schnittverletzungen, bei Erkältungskrankheiten, bei Schuppenflechte, stärkt das Immunsystem und ist beispielsweise in dieser Mischung wirkungsvoll wie ein zart dosiertes ***„Antibiotikum“***:

SCHUTZ-ÖLMISCHUNG

» 50 ml Macadamianussöl (*Macadamia integrifolia*)
» 50 ml Hanföl (*Cannabis sativa*)
» 7 Tropfen Manuka (*Leptospermum scoparium*)
» 4 Tropfen Cajeput (*Melaleuca cajeputi*)
» 3 Tropfen Zitrone (*Citrus limon*)

Täglich nach dem Duschen oder Baden damit eingeölt, haben Sie und Ihre Kinder einen hervorragenden Schutz gegen Viren und Bakterien, besonders in Erkältungszeiten!

Übrigens: Im guten Fachhandel erhalten Sie einen ausgezeichneten Manuka-Honig, der auch als „Medihoney™“ seine Heilkraft unter Beweis stellt.

Hustenalarm!

*

Was um alles in der Welt war denn das für ein Geräusch? Mutter Bär stand in der Küche und bereitete das Frühstück zu. Sie hob erstaunt den Kopf: Da, schon wieder hörte sie es! Es klang wie … es klang wie – ja, das war eindeutig Husten! Und zwar ganz, ganz schlimmer Husten.

Der kleine Pezibär wird doch nicht krank sein? Sie kratzte sich nachdenklich am Kopf. Da: Wieder dieser schreckliche Husten!

„Pezilein, was ist los?", rief sie und ging zum Kinderzimmer. Pezibär saß in seinem Bett und hielt sich die Arme vor die Brust. „Mama, es tut so weh! Ich muss immer wieder husten."

„Ach, du armer kleiner Hustenzwerg!", sagte Mutter Bär. Sie nahm ihren kleinen Sohn liebevoll in den Arm und tröstete ihn. „Da müssen wir doch gleich mal in der Kräuterapotheke schauen, ob wir noch genug Spitzwegerichsirup für dich finden."

Pezibär hustete wieder. „Und außerdem machen wir noch einen feinen Brustwickel", sagte die Mutter. Gesagt, getan: Sie steckte Pezibär wieder unter die Decke und ging zurück in die Küche. Als Erstes holte sie den Spitzwegerichsirup. Oje, da war nicht mehr allzu viel drin in der Flasche. Sie ging mit einem Löffel und dem Sirup bewaffnet ins Kinderzimmer zurück. „Komm, Mund auf!" Und ein Löffel Spitzwegerichsirup wurde brav vom kleinen Hustenzwerg geschluckt.

„Morgen geh ich gleich wieder Spitzwegerichblätter sammeln und wir setzen einen neuen Sirup an", meinte Mutter Bär.

„Aber jetzt mach ich dir noch einen Brustwickel, dann wird der Husten rasch wieder weg sein!"

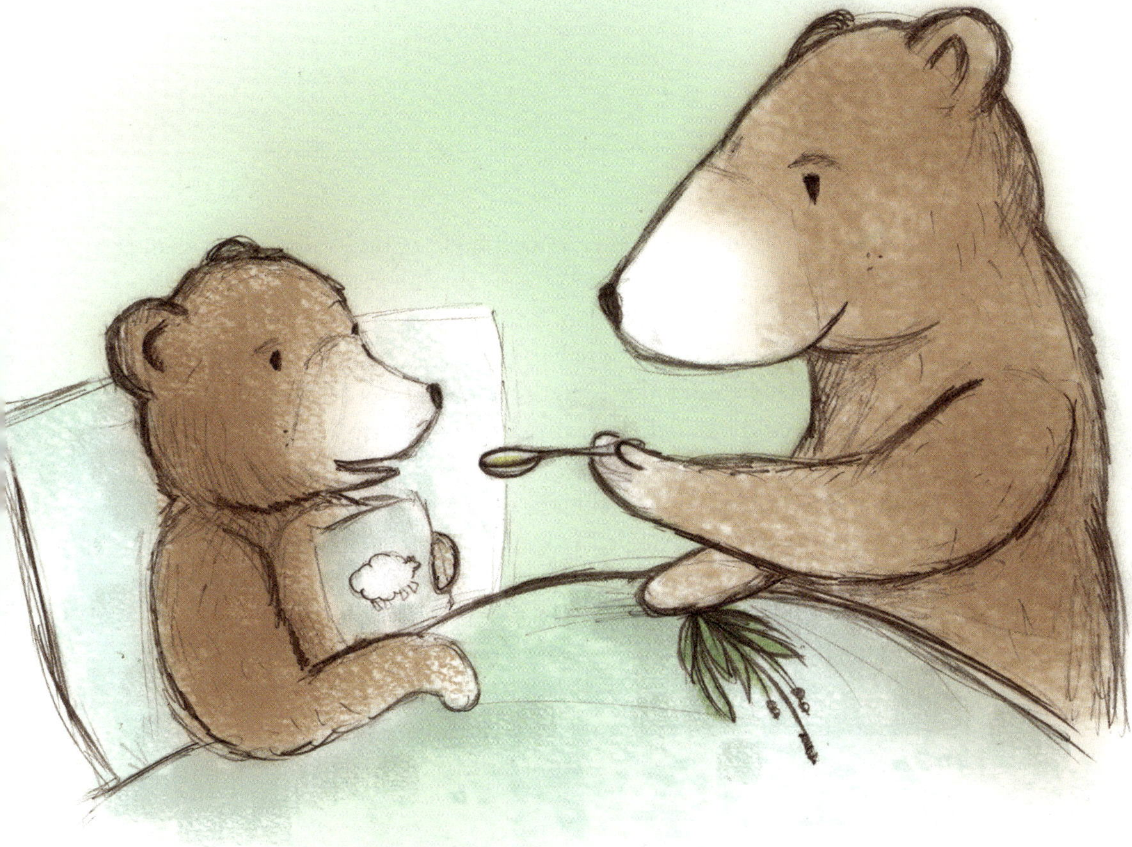

Mutter Bär holte ihr Schafwollpolsterl und eine Hustenölmischung. Pezibär bekam das Öl auf der Brust und auf dem Rücken verteilt, eine Stoffwindel wurde um ihn herumgewickelt, und dann kam noch das warme Schafwollpolsterl oben drauf. Die Mutter strich das Öl auch auf die Fußsohlen. „Ui, Mama, das kitzelt!", rief Pezibär. „Das muss sein, mein kleiner Hustenzwerg, damit du rasch wieder gesund wirst!"

Dann deckte sie den Kleinen gut zu und las ihm noch eine Geschichte vor. Pezibär schlief bald darauf wieder ein und als er wach wurde, da war der Husten beinah schon wieder gut.

*

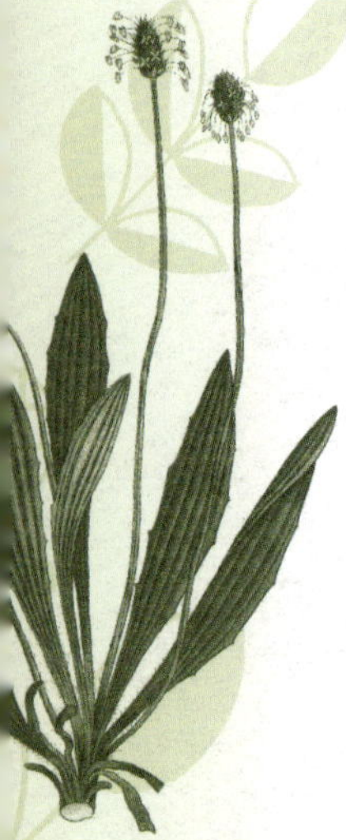

Spitzwegerich

Plantago lanceolata

Der Spitzwegerich sucht sich eher trockene Plätze und kalkarme Böden, er wächst daher auf eher trockenen Wiesen, aber auch auf Feldern, an Wegrändern und auch auf Schutthalden. Er besitzt einen ausdauernden, tiefreichenden Wurzelstock. Seine schmalen, lanzettenförmigen, nach oben zugespitzten Blätter stehen in einer Grundrosette und werden zwischen 20 und 40 cm lang. Sie sind parallelnervig und kaum behaart.

Betrachtet man ein Spitzwegerichblatt, so erkennt man 3 bis 7 Blattnerven. Aus der Blattrosette entspringen lange, aufrechte Stängel (sie sind jedoch blattlos) mit eher unscheinbaren Blüten. Sie sind eiförmig, walzenartig und haben weiß-gelbliche Staubfäden.

Hat man ihn einmal gesehen, erkennt man ihn immer wieder ohne Probleme.

Blütezeit des Spitzwegerichs: Mai bis September.

Dort wo Spitzwegerich wächst, kommen meist auch der Mittlere Wegerich und der Breitwegerich vor.

Schon in alten Kräuterbüchern wird Spitzwegerich als geschätztes Heilmittel angeführt. Die altgermanische Bezeichnung für den Spitzwegerich „Läkeblad“ (= Heilblatt) zeugt von seinem hohen Ansehen. Damals war sein Einsatzgebiet sicher noch vielfältiger als heute.

Im Zweiten Weltkrieg dienten Tinkturen aus Spitzwegerich als Ersatz für Antibiotika, Keuchhusten wurde mit Spitzwegerichtee behandelt.

Die eigentlich recht unscheinbare Pflanze wird auch heute noch gerne zur Stärkung der Haut und der Schleimhäute eingesetzt, vor allem bei Atemwegserkrankungen ist sie ein sehr gutes Mittel, wenn die Atemwege stark verschleimt sind, aber auch bei chronischer Bronchitis, Keuchhusten und Bronchialasthma.

Spitzwegerich wird zur Blütezeit geerntet und getrocknet. Man sammelt Blätter, Stängel und Blütenstände. Wird der Spitzwegerich nicht gut durchgetrocknet, so verfärben sich die Materialien. Diese Verfärbung entsteht durch eine Umwandlung des Aucubins in ein Polymerisat.

Die Anwendungen mit Spitzwegerich sind deshalb erfolgreich, weil seine Inhaltsstoffe reizmildernd, adstringierend und antibakteriell wirksam sind. Bei Husten wird der Hustenreiz gemildert und durch die Schleimstoffe des Spitzwegerichs gelindert.

Das funktioniert so, weil die großen Moleküle der Schleime die Schleimhaut nicht passieren können. Auf diese Weise bilden sie auf den Schleimhäuten eine Schutzschicht. Diese Schicht hält Reize ab und hemmt so den Husten. Und darunter kann sich die Schleimhaut wieder regenerieren.

Es gibt mehrere Möglichkeiten, ***Spitzwegerichsirup*** für Kinder herzustellen. Ein einfaches Rezept für diverse Sirupe finden Sie auf Seite 194 und 195.

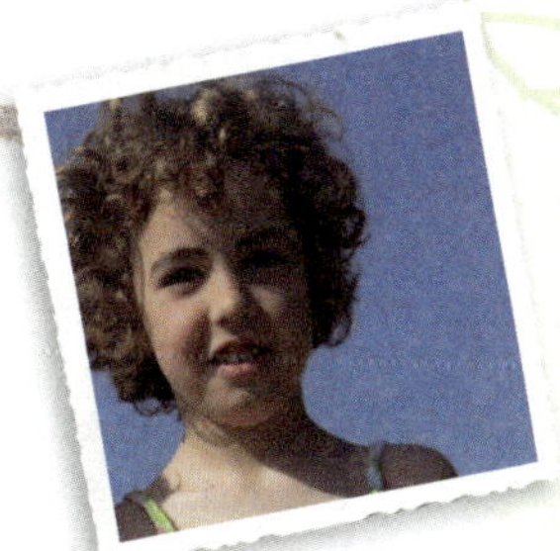

Tipp von Anna (7 Jahre):

„Spitzwegerich finden ist ja kinderleicht! Mach's doch wie ich: Geh mit deinen Eltern sammeln und mach den Sirup einmal selbst. Dann schmeckt er gleich doppelt so gut! Außerdem kann man aus den Spitzwegerichblüten ein tolles Haarkränzchen flechten – das kannst du auch!"

Übrigens ist Spitzwegerich auch eine gute Hilfe, wenn man von einer Gelse, einer Biene oder einem anderen Insekt gepiesackt wurde: Man rollt ein Spitzwegerichblatt zusammen, quetscht es ein wenig und reibt den Saft auf die juckende Stelle …

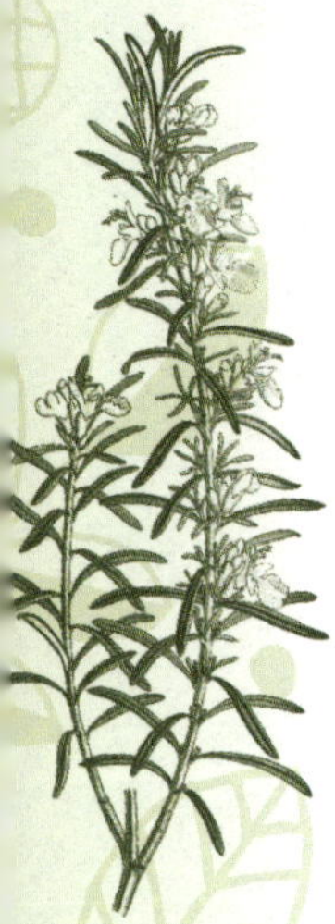

Rosmarin

Rosmarinus officinalis

Rosmarin ist ein Lippenblütler (*Lamiaceae*), der Wärme auf der Haut und im Körper erzeugen kann.

Rosmarin wird sehr gerne in der Küche verwendet und auch Kinder essen gerne Speisen, die mit diesem Kräutlein gewürzt werden. Meine Schwiegertochter beispielsweise brät gerne Hühnchenteile gemeinsam mit Rosmarin, und meine Enkelkinder lieben diesen Geschmack.

Aber der Rosmarin kann wirklich mehr: Bei Erkältung, Husten und Grippe hilft er durch seine krampflösenden Eigenschaften, besser durchatmen zu können, und lindert kraftvoll die Beschwerden.

Allerdings: Auch beim Rosmarin muss man darauf achten, will man das ätherische Öl anwenden, welche Pflanze im Fläschchen drin ist:

Für Kinder eignet sich der *Rosmarin verbenon* am besten. Er wird auch „Kinderrosmarin" genannt und hat einen recht weichen Duft. *Rosmarin verbenon* wächst vor allem in Frankreich. Einsetzen kann man ihn für Kinder ab etwa 3 Jahren. *Rosmarin verbenon* ist auch eine gute ***Lernhilfe*** – am besten verwendet man ihn in diesem Fall in der Duftlampe, eventuell gemeinsam mit Grapefruit. Diese Mischung ist auch für hyperaktive Kinder geeignet:

LERNHILFE-ÖLMISCHUNG

» 3 Tropfen Rosmarin verbenon (*Rosmarinus ct. verbenon*)
» 4 Tropfen Grapefruit (*Citrus paradisi*)
» 1 Tropfen Benzoe Siam (*Styrax tonkinensis*)

Das ***Immunsystem*** Ihres Kindes können Sie mit folgender Rezeptur ***stärken*** und unterstützen:

ÖLMISCHUNG ZUR STÄRKUNG DES IMMUNSYSTEMS

» 30 ml Ringelblumenöl (*Calendula officinalis)*
» 1 Tropfen Rosmarin verbenon (*Rosmarinus ct. verbenon*)
» 2 Tropfen Mandarine rot (*Citrus reticulata*)
» 1 Tropfen Grapefruit (*Citrus paradisi*)
» 1 Tropfen Lavendel fein (*Lavandula angustifolia*)

Damit nach dem Duschen oder Baden eincremen bzw. abends die Füße damit einstreichen.

Ysop, kriechender

Ysop decumbens

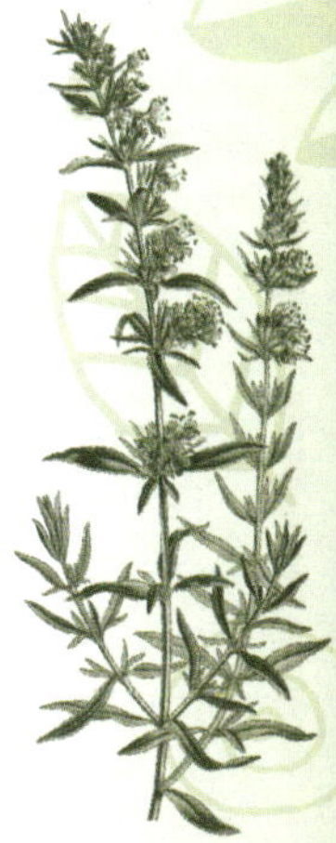

Der Ysop ist in letzter Zeit ein wenig in Vergessenheit geraten, so scheint mir. Dabei ist gerade der „Kriechende Ysop" ein wunderbares Mittel bei Erkältungen und zur Stärkung des Immunsystems!

Der kriechende Ysop ist eine hübsche Pflanze, mit zarten, weichen Ranken und kleinen Blüten, die von weiß bis blau so ziemlich in jeder Schattierung vorkommen können. Er gehört zur Pflanzenfamilie der Lippenblütler (*Lamiaceae*). Wir haben es mit einem kleinen Strauch zu tun, der im Laufe der Jahre einen holzigen Stängel entwickelt. Seine Blättchen sind klein und zart und lanzettenförmig. Eine „Speerspitze" gegen Husten, Grippe und Bronchitis …

Der ***Tee aus Ysop*** schmeckt recht gut, das Kraut kann natürlich auch mit anderen Hustenkräutern gemischt verwendet werden (siehe ***Hustenteemischungen im Rezeptteil***).

Das Kraut wird mit kochendem Wasser übergossen (max. 1 Teelöffel pro Tasse!) und man lässt es ca. 5 Minuten ziehen.

Aber auch das ***ätherische Öl*** vom ***Ysop decumbens*** ist für Kinder recht heilsam. In der Duftlampe wirkt er vor allem belebend, ganz besonders auch dann, wenn es mit der Konzentration auf die Hausaufgaben oder beim Lernen ein wenig schlecht aussieht. Diese Eigenschaft beruht auf dem Anteil an 1,8-Cineol, einem Oxid, das besonders auf die linke Gehirnhälfte einwirkt. Die ist nämlich für unser rationales Arbeiten und Denken verantwortlich …
Ysop decumbens hilft auch dabei, sich besser auszudrücken: eine gute Unterstützung auch für schüchterne Kinder und für alle jene, die vermeintlich unter ADHS leiden.

Das ätherische Öl von *Ysop decumbens* wird aber auch in einem ***Brustbalsam*** seine krampflösende Wirkung bei Husten und Bronchitis entfalten.

HUSTENBALSAM FÜR KINDER AB 3 JAHREN

» 20 ml Mandelöl süß (*Prunus dulcis*)
» 2 Tropfen Ysop decumbens (*Hyssopus ct. decumbens*)
» 1 Tropfen Lavendel fein (*Lavandula angustifolia*)
» 2 Tropfen Myrte (*Myrtus communis*)

Bitte verwenden Sie KEINESFALLS das ätherische Öl von Ysop officinalis (Hyssopus officinalis)!
Dieses Öl ist für Kinder absolut ungeeignet, da es für die Kleinen einen zu hohen Anteil an Pinocamphon (wirkt neurotoxisch!) und Kampfer enthält.

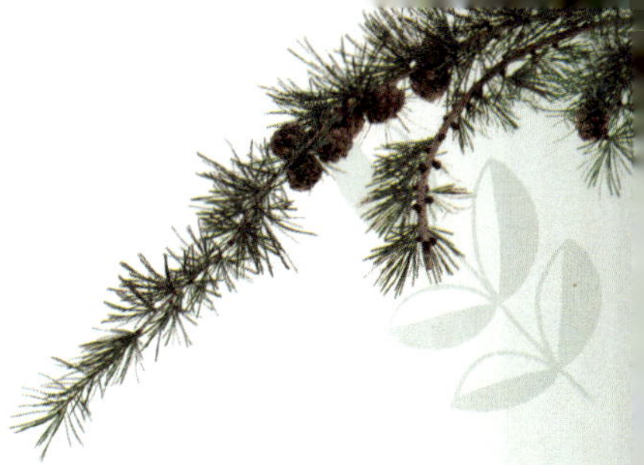

Zirbenduft, Tannenharz und Fichtenbalsam

In den Bergen hat man schon seit je die Heilkraft der Bäume genutzt. Zirbelkiefer, Tanne, Fichte und Lärche werden für die mannigfaltigsten Anwendungen eingesetzt.

Einerseits, weil der Duft Weite, aber dennoch Beruhigung und Wärme vermittelt, andererseits, weil diese Holz- und Nadelgerüche wieder zum Durchatmen verhelfen.

Wir können die Schätze der Berge über das ganze Jahr hin nützen, nicht nur in Erkältungszeiten!

Zirbelkiefer

Pinus cembra

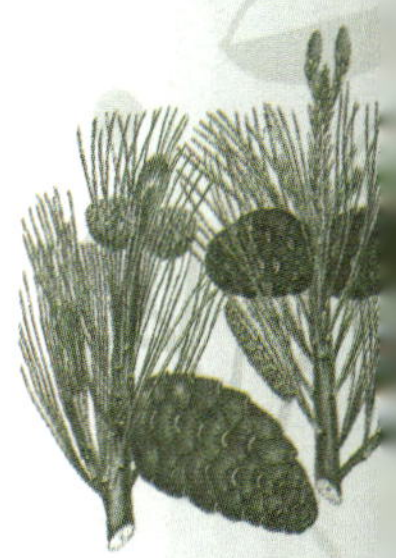

Zirben wachsen hoch oben auf dem Berg, zumeist in einer Höhe von ca. 1800 bis 2500 m. Es sind sehr zähe und trotzige Bäume, die sich nicht so leicht von Unwettern beugen lassen. Sie überstehen starke Temperaturschwankungen, (er-)tragen im Winter schwere Schneelasten und im Sommer oft heftige Gewitterstürme. Das hat die Zirbelkiefern auch während der letzten Eiszeit vor dem Aussterben bewahrt.

Zirben – oder auch Arven – kommen in vielen Sagen und Märchen vor. Sie haben in diesen Geschichten immer eine schützende Aufgabe.

Und auch das ätherische Öl der Zirbelkiefer hat einen schützenden Effekt – vor allem in Erkältungszeiten ist ätherisches Zirbelkiefernöl wegen seiner keimtötenden Eigenschaft beliebt.

Ich verwende es gerne zur Raumluftdesinfektion, aber auch für ein heilsames Bad, als Schutz vor Grippe, Husten, Heiserkeit und Schnupfen.

Darüber hinaus eignet sich das ätherische Öl auch gegen Insekten.

RAUMLUFTDESINFEKTION

» 5 Tropfen Zirbelkiefer (*Pinus cembra*)
» 5 Tropfen Grapefruit (*Citrus paradisi*)
» 10 ml Korn oder Wodka
werden miteinander vermischt. In eine 100-ml-Spray-Flasche gießen und mit destilliertem Wasser auffüllen.

Hilft übrigens auch im Sommer gegen Gelsen …

DUFTLAMPENMISCHUNG GEGEN INSEKTEN

» 5 Tropfen Zirbelkiefer (*Pinus cembra*)
» 5 Tropfen Virginia-Zedernholz (*Juniperus virginiana*)
» 5 Tropfen Lavendel fein (*Lavandula angustifolia*)
» 5 Tropfen Orange süß (*Citrus sinensis*)

Von dieser Mischung nehmen Sie bitte jeweils 2–3 Tropfen für die Duftlampe. Die Stechmücken mögen den Duft der Zirbelkiefer und der Virginia-Zeder nicht.

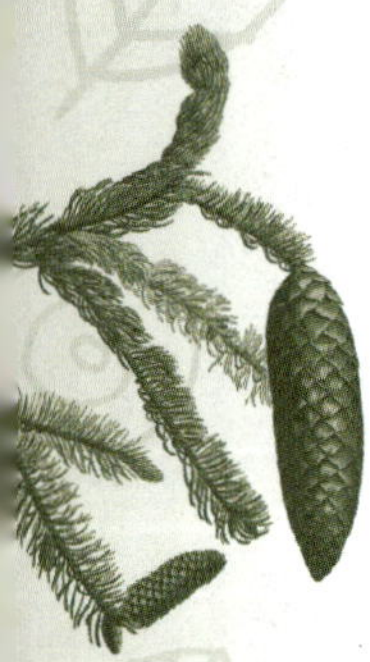

Weißtanne

Abies alba

Die Weißtanne gehört für unsere Kinder zu den Weihnachtsdüften. Der sanfte Waldesgeruch durchzieht die Räume gemeinsam mit Vanille, Mandarine rot, Zimt und Nelke und schenkt vorweihnachtliche Geborgenheit.

Das ätherische Öl der Weißtanne ist – ebenso wie jenes der Zirbelkiefer – desinfizierend und eignet sich recht gut fürs Kinderzimmer.

DUFTMISCHUNG FÜR DIE VORWEIHNACHTSZEIT

» 1 Tropfen Weißtanne (*Abies alba*)
» 1 Tropfen Zimtblatt (*Cinnamomum ceylanicum*)
» 1 Tropfen Gewürznelke (*Syzygium aromaticum*)
» 1 Tropfen Vanille (*Vanilla planifolia*)
» 5 Tropfen Mandarine rot (*Citrus reticulata*) oder Orange süß (*Citrus sinensis*)

Davon geben Sie bitte 1–2 Tropfen in Ihre Duftlampe. Das ist ausreichend, um im Raum einen sanften Vorgeschmack auf Weihnachten zu erzeugen.

Mit dem Harz der Weißtanne, aber auch mit jenem der Fichte oder der Lärche lässt sich ein ***heilsamer Balsam*** herstellen:

HEILSAMER BALSAM

Dazu benötigen Sie:
» ca. 1 Kaffeelöffel Baumharz
» 150 ml Sonnenblumenöl
» 1 altes Reindl
» 10 g Bienenwachs

Das Baumharz wird in das alte Reindl gegeben und mit dem Sonnenblumenöl übergossen. Auf kleiner Flamme bei max. 60 °C ziehen lassen, bis sich das Harz aufgelöst hat (das dauert ca. ½ Stunde). Lassen Sie die Mischung langsam abkühlen und über Nacht – mit einem Tuch bedeckt – stehen.

Durch ein Stofftuch abseihen und das so gewonnene Ölgemisch langsam nochmals erwärmen – wiederum auf max. 60 °C. Das Bienenwachs dazugeben und schmelzen lassen.

Wenn das Bienenwachs aufgeschmolzen ist, in dunkle Glastiegel füllen und nach dem Erkalten verschließen (Beschriften nicht vergessen!).

Dieser Balsam hilft vor allem bei kleinen Wunden, gegen Juckreiz nach einem Insektenstich, bei kleinen Verstauchungen … Bitte aber erst ab ca. 3 bis 4 Jahren verwenden! Wie Sie einen ***„Wipferl-Sirup"*** herstellen können, finden Sie auf Seite 195.

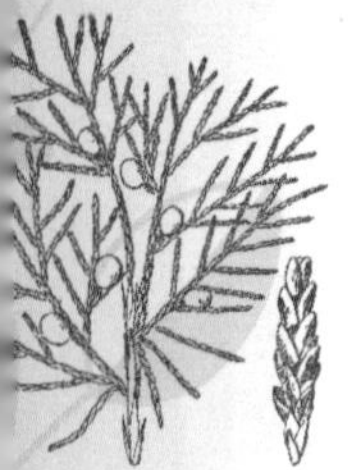

Virginia-Zeder

Juniperus virginiana

Von der Virginia-Zeder verwenden wir das ätherische Öl für unsere Zubereitungen. Der Baum, der uns dieses Öl schenkt, ist ein Verwandter des Wacholders und in den USA beheimatet. Die Virginia-Zeder gehört zur Pflanzenfamilie der Zypressengewächse (*Cupressaceae*). Ihr Duft ist mild-rauchig, etwas holzig (wie frisch gespitzte Bleistifte). Das Öl wirkt abweisend gegenüber Insekten.

Sie sollten die Virginia-Zeder körperlich erst für Kinder ab ca. 5 Jahren einsetzen. In der Duftlampe – zart dosiert – schadet sie auch kleineren Kindern nicht.

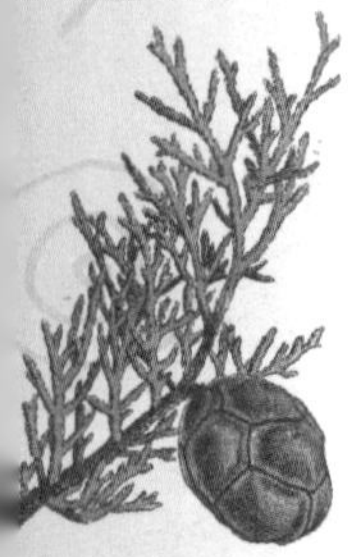

Zypresse

Cupressus sempervirens

Auch die Zypresse schenkt uns ein feines ätherisches Öl. Ebenso wie die Virginia-Zeder gehört sie zur Familie der Zypressengewächse, denen sie ja ihren Namen schenkt. Zypressen sind aber im Gegensatz zur Virginia-Zeder im Mittelmeerraum zu Hause.

Der Duft des ätherischen Öls ist einerseits schleimlösend und hilfreich bei Bronchitis und Erkältungen, andererseits ist es gegen Akne einsetzbar und hilft bei so manchem anderen Hautproblem. Auf der psychischen Ebene ist es ein sehr tröstliches Öl, der Duft ist erdend und harmonisierend, hilft aber auch, sich besser zu konzentrieren.

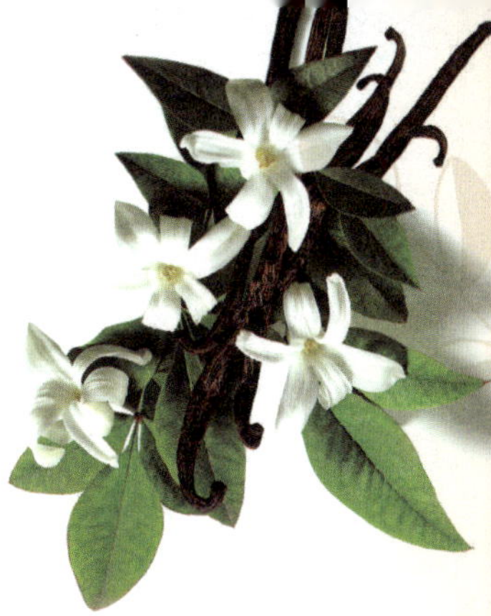

„Pflanzendüfte sind
wie Musik
für unsere Sinne."

Altpersisches Sprichwort

Mandarine, Vanille und Co

Sie sind auf der Suche nach einhüllenden, beruhigenden Düften, um Ihrem Kind Geborgenheit zu schenken? Da helfen Mandarine und Vanille. Diese Düfte sind nicht nur um die Weihnachtszeit beliebt, man kann sie das ganze Jahr über einsetzen. Denken Sie dabei bitte aber immer daran:

Auch wenn man einen Duft besonders gerne hat, ist es besser, ihn nicht täglich einzusetzen!

Nehmen wir uns diese umsorgenden Düfte einmal näher vor:

Mandarine

Citrus reticulata

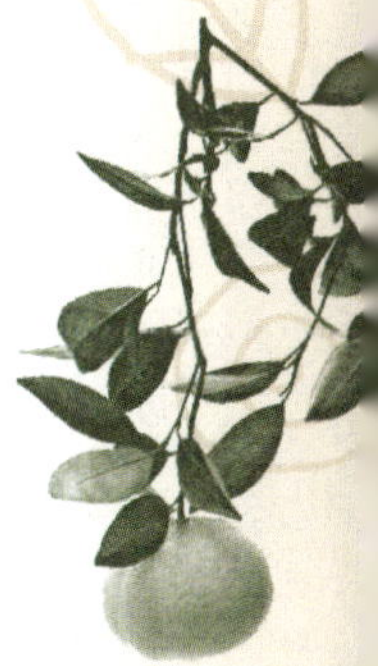

Der Duft von Mandarinenschalen erinnert uns immer ein wenig an die Zeit um Weihnachten – kein Advent ohne Mandarinen!

Das ätherische Öl wird aus den Schalen der Mandarinen hergestellt. Und es duftet verführerisch süß! Es wirkt beruhigend auf die Psyche ein und das besonders, wenn wir es mit einem ängstlichen oder nervösen Kind zu tun haben. Gemeinsam mit Vanille und Zimt beispielsweise ist Mandarine ein guter ***Duft fürs Kinderzimmer***, der nicht nur Ihrem Kind Geborgenheit und schöne Träume vermittelt.

DUFT FÜRS KINDERZIMMER

Für die Duftlampe mischen Sie bitte in einem kleinen Fläschchen:

» 5 Tropfen Mandarine (*Citrus reticulata*)

» 1 Tropfen Zimt (*Cinnamomum ceylanicum*)

» 1 Tropfen Vanille (*Vanilla planifolia*)

Von dieser Mischung bitte jeweils nur 1–2 Tropfen in die Wasserschale Ihrer Duftlampe geben und die Lampe nach spätestens ½ Stunde wieder auslöschen!

Tipp von Helena (5 Jahre):

„Vor Weihnachten mag ich diesen Duft besonders gern! Da träumt man vom Christkind und vom Weihnachtsmann …"

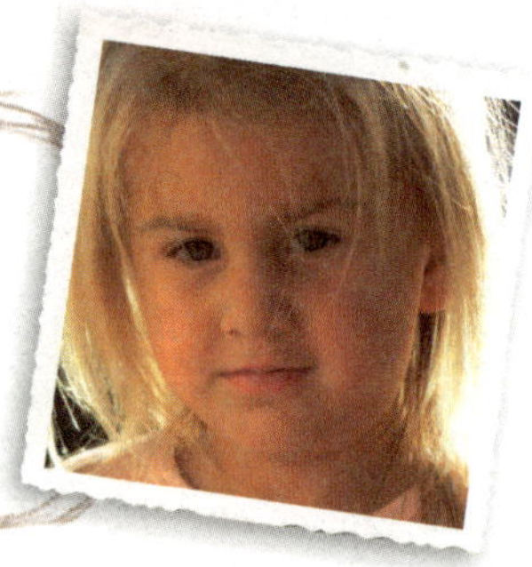

Abgesehen von seiner angenehmen Wirkung in der Duftlampe: Wenn bei Teenagern fettige Haut und Akne zum Problem werden, dann kann ätherisches Mandarinen-Öl auch gut für die Hautpflege eingesetzt werden.

Mit dem ätherischen Öl der Mandarine können Sie beispielsweise aber auch eine Bauchmassage machen. Diese dient zur Unterstützung des Immunsystems. Das Rezept für das ***Massageöl*** finden Sie auf Seite 191.

Angewendet wird die Ölmischung für eine sanfte Streichung rund um den Nabel im Uhrzeigersinn. Das besänftigt nach einer Aufregung (beispielsweise nach einem Arztbesuch oder auf Reisen) und wirkt sehr entspannend. Natürlich können Sie dieses Öl auch für die ***Körperpflege*** Ihres Kindes verwenden (allerdings bitte erst ab ca. ½ Jahr).

Vanille

Vanilla planifolia

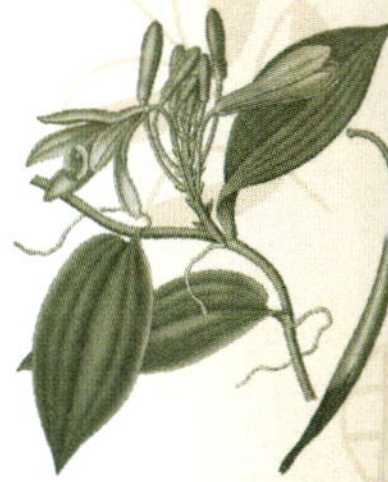

Ohne den Duft der Vanille geht im Kinderzimmer eigentlich gar nichts: Vanille schenkt – ebenso wie die Mandarine – Geborgenheit und erzeugt eine angstfreie Stimmung.

Allerdings sollte man bei der Anwendung von Vanille-Öl immer darauf achten, nur ganz wenig in die Duftlampe zu geben, damit Kopfweh vermieden wird.

Die Vanille ist eine Kletter-Orchideenart, die ursprünglich aus Mittelamerika stammt. Sie wächst dort in den tropischen Wäldern. Einst war sie Heilmittel für die dort lebenden Ureinwohner. Im 16. Jahrhundert brachten die Spanier die ersten Vanilleschoten nach Europa. Heute wird Vanille auf Madagaskar und Réunion, aber auch in der Karibik angebaut.

Vanille sollten Sie bei kleineren Kindern nicht körperlich einsetzen, aber in der Duftlampe schenkt sie ein angenehmes Dufterlebnis!

VANILLE-DUFTLAMPENMISCHUNG NR. 1

» 1 Tropfen Vanille (*Vanilla planifolia*)
» 1 Tropfen Zimtblatt (*Cinnamomum ceylanicum*)
» 5 Tropfen Orange süß (*Citrus aurantium dulcis*)

Davon geben Sie bitte 2 Tropfen in die Duftlampe. Ein warmes, einhüllendes Gefühl wird im Raum schwingen.

VANILLE-DUFTLAMPENMISCHUNG NR. 2

» 1 Tropfen Vanille (*Vanilla planifolia*)
» 2 Tropfen Mandarine rot (*Citrus reticulata*)
» 1 Tropfen Rosenholz (*Aniba rosaeodora*)
Auch dieses Rezept macht eine warme, kuschelige Atmosphäre. Bitte auch in diesem Fall nur 2 Tropfen in die Duftlampe geben.

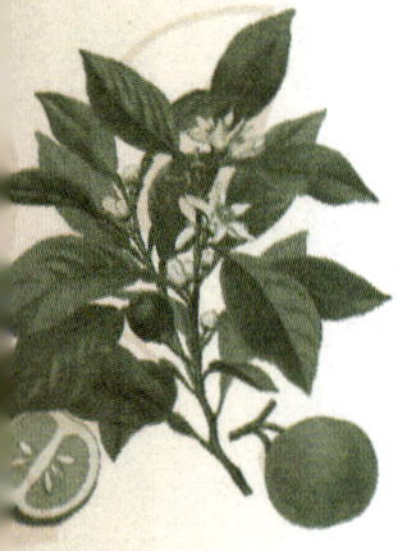

Orange süß

Citrus aurantium dulcis

Ach, wie duftet es süß, dieses Orangenöl! Es ist wohl eines der beliebtesten ätherischen Öle, nicht nur bei Kindern. Es verbreitet eine wohltuende, angenehme Atmosphäre, stimmt ausgeglichen und erfrischt zugleich.

Der Duft des Orangenöls speichert die erhellende, wärmende Energie der Sonne und ist besonders in den Wintermonaten eine wunderbare Ergänzung für so manche Duftlampenmischung im Kinderzimmer.

SCHLAF-SÜSS-ÖLMISCHUNG

Für besseres Einschlafen mischen Sie für die ***Duftlampe*** 5 Tropfen Orange süß (*Citrus aurantium dulcis*) und 2 Tropfen Vanille (*Vanilla planifolia*). Davon gibt man 2 Tropfen in die Wasserschale der Duftlampe.

Sie werden sehen, Ihr Kind wird diesen Duft lieben!

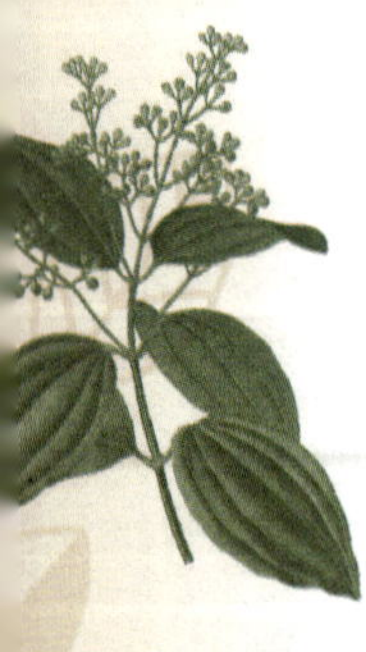

Zimt

Cinnamomum ceylanicum

Der Zimt gehört zu den Lorbeergewächsen und ist ein immergrüner Baum. Er besitzt eine dünne, grau-braune Rinde, kleine, weiße Blüten und schwarze, kleine Steinfrüchte. Anfang des 16. Jahrhunderts wurde der Ceylon-Zimt erstmals von den Portugiesen nach Europa gebracht. Später wurde er auf Ceylon durch die Holländer kultiviert.

Die Zimtbäume werden nach Art der Kopfweiden immer wieder stark zurückgeschnitten, um den Austrieb anzuregen. Wenn sich die Rinde der Triebe braun zu färben beginnt, werden diese Triebe abgeschnitten. Die korkige Rinde wird von den dünnen Zweigen entfernt, danach wird die innere Rinde mit Messingruten abgeschabt, auf einheitliche Länge zugeschnitten, aufgerollt und zum Trocknen ausgelegt. Die Rindenstücke werden nach dem Trocknen noch gereinigt – sie rollen sich zu ihrer für uns charakteristischen Form zusammen.

Zimt sollten Sie bitte nur sparsam und wenn, dann nur für die Duftlampe verwenden. Niemals für das Zimmer Ihres Babys. Bitte erst bei Kindern ab ca. 3 Jahren einsetzen.

Je nachdem, ob für das ***ätherische Zimtöl*** die Blätter oder die Rinde destilliert werden, kann es für unsere Duftlampe verwendet werden.

Ich empfehle Ihnen, wenn möglich Zimtrindenöl zu verwenden, es wirkt in der Duftlampe weicher. Dazu passt ein wenig Orangenöl oder auch Grapefruit.

Dennoch: Bitte lediglich in der Duftlampe anwenden, und nur in kleinsten Mengen!

DUFTLAMPENMISCHUNG MIT ZIMT

wirkt desinfizierend auf die Raumluft und schenkt dennoch Geborgenheit:

Mischen Sie bitte
» 1 Tropfen Zimtrinde (*Cinnamomum ceylanicum*)
» 1 Tropfen Gewürznelke (*Syzygium aromaticum*)
» 5 Tropfen Orange süß (*Citrus aurantium dulcis*)
in einer kleinen Flasche und geben Sie davon 2 Tropfen in Ihren Duft-Vernebler oder Ihre Duftlampe.

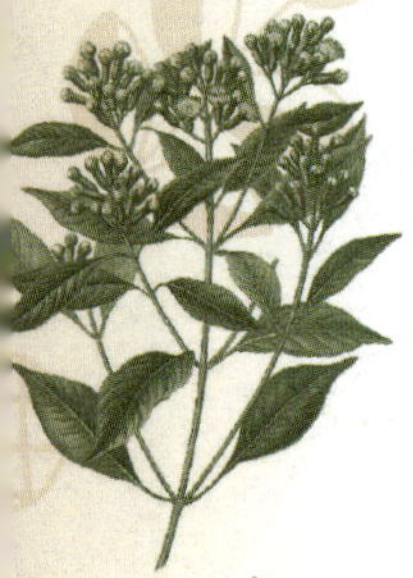

Gewürznelke

Syzygium aromaticum

Was für den Zimt gilt, gilt ebenso für die Gewürznelke. Beide Düfte gehören zu den typischen „Weihnachtsdüften" (siehe Duftlampen-Rezept unter „Zimt").

Der Gewürznelkenbaum ist schon sehr lange bekannt. Bereits von vor ca. 2500 Jahren findet man Hinweise auf den Nelkenhandel in China. Man verwendete die Nelken zum Kochen, aber auch als Raumduft und als Räucherwerk gegen böse Geister. Sie wurden ebenso gegen lästige Insekten als auch gegen Mundgeruch eingesetzt.

Im frühen Mittelalter waren sie so kostbar wie Gold und Ursache von Gewürzkriegen. Die Ärzte jener Zeit steckten Nelken in den Mund, um gegen die Pest gefeit zu sein. Hildegard von Bingen empfiehlt Nelken bei Kopfbrummen und bei Wassersucht. Seit dem 13. Jahrhundert sind Gewürznelken auch als fester Bestandteil der Klosterheilkunde bekannt.

Der Gewürznelkenbaum gehört zur Gruppe der Myrtengewächse. Der immergrüne Baum wird bis zu 20 m hoch und ist ein sehr empfindliches Gewächs. Die Blütenknospen werden mit der Hand geerntet, bei der Ernte sind sie noch hellrot und geschlossen, pro Baum kann man mit einem Ertrag von ca. 40 kg Knospen rechnen, beim Trocknen verlieren sie ca. ¾ ihres Gewichts.

Jeder kennt die kleinen, getrockneten Blüten mit ihrem Aussehen wie kleine Nägel. Im Mittelalter taufte man das Gewürz *„negellin"*.

Man kann übrigens leicht selbst überprüfen, ob die gekauften Nelken auch wirklich frisch sind: Das in den Nelken enthaltene ätherische Öl ist schwerer als Wasser, daher sollten Nelken, wenn man sie ins Wasser gibt, absinken. Wenn nicht, sind sie wohl doch nicht ganz so frisch, wie man annimmt …

Verwenden Sie das Nelkenöl sparsam in der ***Duftlampe***. Nicht täglich!

Achtung: NIEMALS KÖRPERLICH ANWENDEN – STARK HAUTREIZEND!

Neroli (Orangenblüte)

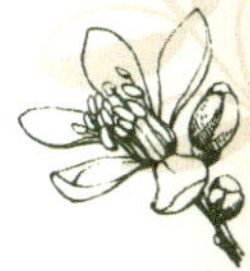

Citrus aurantium var. amara flos.

Das Öl aus den Blüten der Bitterorange wird in der Aromatherapie gerne als „Notfallöl“ bezeichnet. Aus etwa 1 Tonne der kleinen, sternförmigen, weißen Blüten des Bitterorangenbaums wird 1 kg ätherisches Neroli-Öl gewonnen. Der Preis ist daher recht stolz für dieses wunderbar duftende Produkt.

Aber es gibt ja auch noch das Hydrolat der Orangenblüten, das um einiges günstiger ist.

Der Duft sowohl vom ätherischen Öl als auch vom Hydrolat wirkt beruhigend und stimmungshebend, er entspannt und sorgt für guten Schlaf, vor allem bei Kindern.

Auch bei Schock und Trauer hilft Neroli: So kann man beispielsweise 1 Tropfen Neroli-Öl in 5 ml Jojobaöl lösen und dann auf dem Solarplexusbereich (Oberbauch) sanft einreiben.

„AROMATISCHE NOTFALLMISCHUNG“ FÜR DIE DUFTLAMPE

» 1 Tropfen Neroli (*Citrus aurantium var. amara flos.*)
» 1 Tropfen Narde (*Nardostachys jatamansi*)
» 1 Tropfen Lavendel fein (*Lavandula angustifolia*)
» 1 Tropfen Römische Kamille (*Chamamaelum nobile*)

Davon geben Sie bitte nur 2 Tropfen in die Duftlampe!

Neroli-Hydrolat

Eine gute Möglichkeit, den sanften Duft der Orangenblüte in den Raum zu bringen, wäre beispielsweise ein ***Raumspray*** mit dem Hydrolat.

RAUMSPRAY MIT NEROLI

Zuerst mischen Sie
» 10 ml Wodka
» 3 Tropfen Römische Kamille (*Chamamaelum nobile)*
» 1 Tropfen Lavendel fein (*Lavandula angustifolia*)
» 2 Tropfen Rose (*Rosa centifolia* oder *Rosa damascena*)
und dann füllen Sie Ihre 100-ml-Sprühflasche mit dem Neroli-Hydrolat auf.

Wenn Sie zwei oder mehrere Kinder haben oder ein Schulfreund zu Besuch ist, und wenn es dann möglicherweise im Kinderzimmer Streit gibt, dann hilft es, ein bis zwei Mal ins Zimmer zu sprühen – Sie werden erstaunt sein, wie rasch wieder Friede einkehrt!

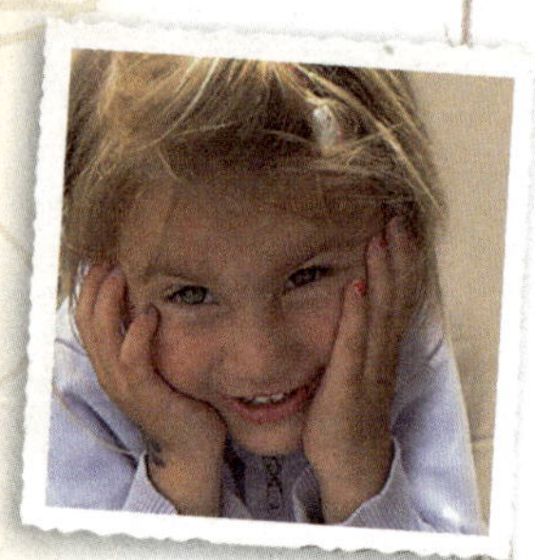

Tipp von Helena (5 Jahre):

„Den Spray braucht nicht die Mama, den brauch ich, wenn mich der Alex wieder mal sekkiert. Dann sprüh' ich einmal ganz fest rund um mich herum, da hört er ganz schnell auf lästig zu sein ..."

Martin mag nicht schlafen gehen

*

Martin geht nicht gern ins Bett, er mag manchmal nicht schlafen. Wenn er nämlich seine Augen zumacht, dann ist es ja finster. Und finster mag er nicht. Also mag Martin nicht ins Bett gehen.

Heute ist wieder einmal so ein Abend: Draußen ist es noch ein wenig hell – es ist ja Sommer. Und wenn es hell ist, dann ist es doppelt so finster, wenn er seine Augen zumacht.

Martin steht vor dem Waschtisch im Bad und putzt sich seine Zähne. „Bäh!", schneidet er seinem Gegenüber im Spiegel eine Grimasse. Noch einmal „Bäh!". Und er überlegt, was er denn so anstellen könnte, um nicht ins Bett zu müssen.

„Martin, jetzt ist's aber wirklich Zeit zum Schlafengehen!", ruft sein Vater. Nochmals macht Martin „Bäh!" zu seinem Spiegelbild. Er weiß, dass sein Vater gleich nachsehen wird, ob er noch immer im Bad steht.

„Ich nehm vielleicht noch einen Schluck von Mamas Gurgelwasser", denkt er. Und schon hat er das Fläschchen in der Hand. Mama nimmt davon immer einen Spritzer ins Wasserglas, das weiß Martin. Und sie füllt es dann mit Wasser auf. „Das kann ich auch!"

Martin schüttet die Flüssigkeit aus dem Fläschchen in sein Glas. „Ups!" Da ist wohl ein bisschen zu viel ins Glas geflossen! Das riecht aber scharf! Also Wasser drauf! Und jetzt kosten!

Puh! Wie kann man so etwas nur mögen … Martin schüttelt sich. Das schmeckt ja gar nicht gut! Er spuckt und spuckt, aber der Geschmack im Mund bleibt.

„Papa, ich brauch bitte ganz schnell noch ein Glas Milch." Der Vater kommt ins Bad. „Was ist denn los, Martin?" „Ich hab das Gurgelwasser von der Mama gekostet und das schmeckt urgrauslich!"

Der Vater lacht: „Martin, Martin! Du bist mir schon ein Held! Da ist Pfefferminze drin, das macht einen frischen Geschmack im Mund und macht Mama in der Früh so richtig wach. Jetzt wirst erst recht nicht schlafen können …"

Martin ist zerknirscht. Was hat er da nur gemacht! Denn müde, ja müde ist er ja eigentlich schon! Und wach liegen in seinem kuscheligen Bettchen, das möchte er nicht unbedingt.

Aber Papa weiß Rat: „Komm mit, kleiner Mann, jetzt hol ich dir noch ausnahmsweise einen Tee mit Honig, dann lesen wir noch gemeinsam eine Geschichte, und danach wirst schon schlafen können."

Martin schlüpft erleichtert unter seine Decke. Der Vater bringt ihm eine Tasse Schlafgut-Tee, in dem sind Melisse, ein wenig Baldrianwurzel und Orangenblüten. Er hat einen Löffel Honig hineingerührt, damit der Geschmack der Pfefferminze in Martins Mund gemildert wird. Martin trinkt in kleinen Schlucken – und der Geschmack der Pfefferminze ist nicht mehr so schlimm.

Der Vater nimmt das Lieblingsbuch von Martin, schaltet die Nachttischlampe an und liest die erste Geschichte vor. Martin schließt genüsslich seine Augen – und hast du's nicht gesehen: Schon schläft er.

*

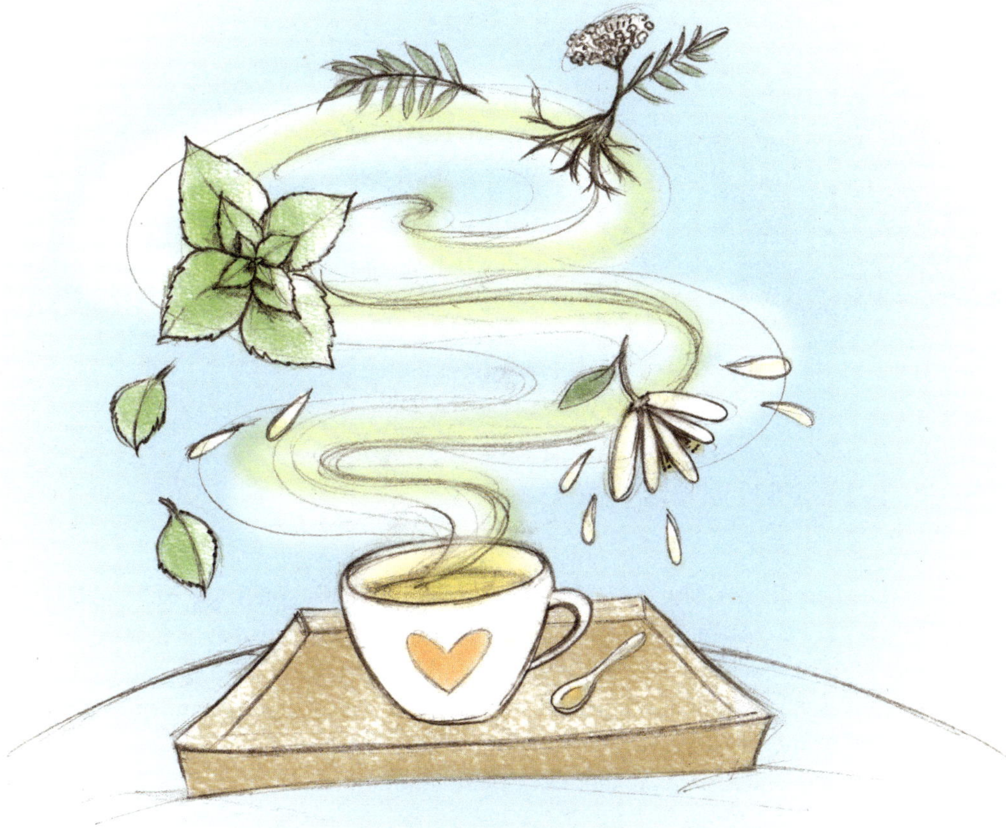

SCHLAFGUT-TEE

Für den Schlafgut-Tee mischen wir (oder Ihre Apotheke)

- » 5 g Zitronenmelisse (*Melissa officinalis*)
- » 5 g Orangenblüten (*Citrus sinensis flos.*)
- » 5 g Baldrianwurzel (*Valeriana officinalis radix*)
- » 5 g Hopfenzapfen (*Humulus lupulus flos.*)

und verwenden davon ½ bis 1 Teelöffel für 1 Tasse. Mit heißem Wasser überbrühen und eventuell mit Honig süßen.

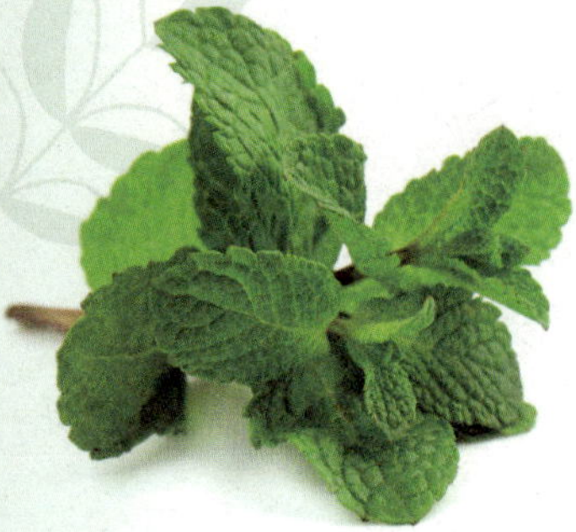

„Nimmer fehle mir
auch ein Vorrat
gewöhnlicher Minze ...“

Walafried Strabo („De cultura hortorum“)

Die Minzen

Die Familie der Minzen ist geprägt vor allem durch „pfeffrige“, scharfe Gerüche. Eine Ausnahme stellt dabei die Bergamotteminze dar.

Oft ist es sehr schwierig, die einzelnen Minzen voneinander zu unterscheiden. Auch wohl deshalb, weil sie sich im Garten gerne untereinander kreuzen und immer neue „Geschmacksrichtungen“ entstehen.

Allen gemeinsam ist aber der erfrischende Effekt, ob als Tee oder als andere Zubereitung.

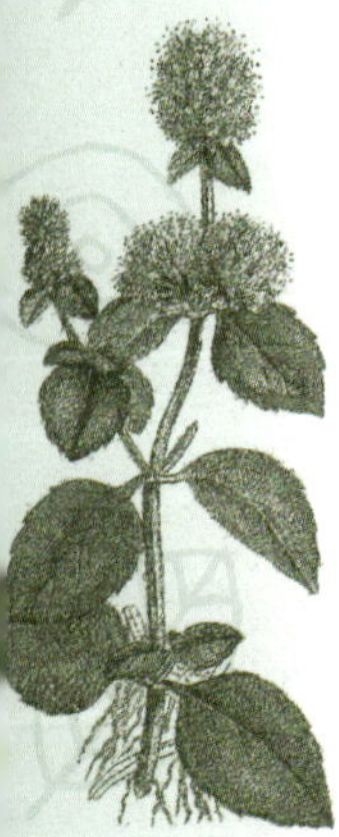

Bergamotteminze

Mentha citrata

Die Bergamotteminze, sie wird auch als „Kinderminze“ bezeichnet, besitzt einen besonders frischen, zitronig-minzigen Duft. Sie wirkt, wie alle Minzen das tun, besonders auf die Konzentrationsfähigkeit ein.

Bergamotteminze ist besonders geeignet für alle jene Kinder, die sich schwer tun, bei der Sache zu bleiben, wenn es beispielsweise um die Hausübungen geht. Angewendet wird sie vor allem in der Duftlampe, in einer Mischung beispielsweise mit Lavendel und Grapefruit.

LERNMISCHUNG MIT BERGAMOTTEMINZE

» 3 Tropfen Bergamotteminze (*Mentha citrata*)
» 5 Tropfen Grapefruit (*Citrus paradisi*) oder Zitrone (*Citrus limon*)
» 1 Tropfen Lavendel fein (*Lavandula angustifolia*)
Davon bitte 2–3 Tropfen in die Duftlampe.

Das ätherische Öl der Bergamotteminze eignet sich aber auch, wenn Ihr Kind von einer Gelse oder einem anderen Insekt gestochen wurde. Da dürfen Sie es ausnahmsweise auch pur auf die Haut auftragen: Bitte aber nur 1 Tropfen und nur auf die schmerzende Stelle!

Hat Ihr Kind Schuppen und juckt die Kopfhaut ganz stark, so kann man die Bergamotteminze auch in ein ***Pflegeshampoo*** mischen (siehe S. 204).

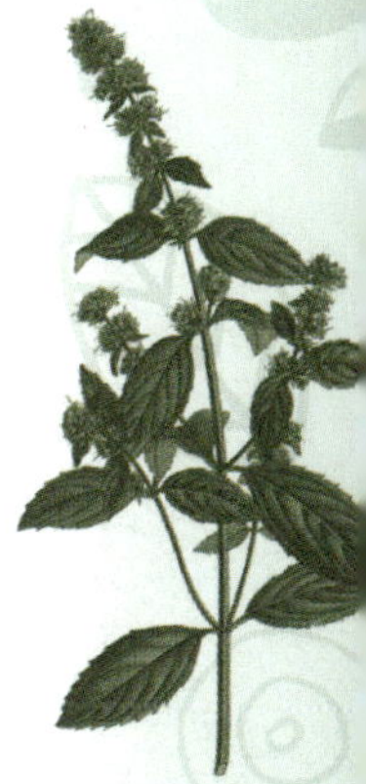

Pfefferminze

Mentha piperita

Die Pfefferminze ist für Kleinkinder nicht geeignet. Verwendet man das Blattwerk der Pfefferminze, so kann man damit einen ***Sirup*** herstellen (*Rezept siehe Apfelminze*). Kinder ab etwa 6 Jahren mögen diesen Sirup ebenso wie Pfefferminztee.

Das ätherische Öl der Pfefferminze ist extrem reizend und sollte keineswegs für Kinder unter 6 Jahren verwendet werden. Besser ist es, auf die oben beschriebene Bergamotteminze auszuweichen, die würzig, aber nicht scharf ist.

Eines kann allerdings das Pfefferminzöl: Es hilft, wenn man 1 Tropfen des ätherischen Öls auf ein Taschentuch gibt und daran riecht, gegen Reisekrankheit.

Ich denke allerdings, dass kleinere Kinder den Geruch nicht besonders mögen. Außerdem sollte man das Taschentuch auch nicht direkt vors Gesicht halten, denn der Duft kann in den Augen brennen. Also bitte Vorsicht walten lassen!

Die Pfefferminze gehört ebenfalls zu der Familie der Lippenblütler (*Lamiaceae*) und wurde bereits in altägyptischen Gräbern aus der Zeit von ca. 1200 v. Chr. gefunden.

Bei größeren Kindern, etwa ab 10 Jahren, gibt man 1 Tropfen des Pfefferminzöls in eine

DUFTMISCHUNG ZUR KONZENTRATIONSFÖRDERUNG

» 1 Tropfen Pfefferminze (*Mentha piperita*)
» 2 Tropfen Lavendel fein (*Lavandula angustifolia*)
» 1 Tropfen Lavandin (*Lavandula hybrida*)
» 1 Tropfen Benzoe Siam (*Styrax tonkinensis*)
» 4 Tropfen Grapefruit (*Citrus paradisi*)

Von dieser Mischung geben wir 2 Tropfen in die Duftlampe.

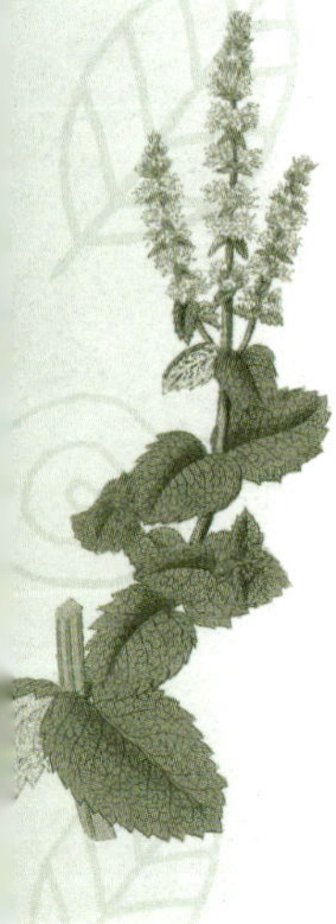

Apfelminze

Mentha suaveolens

Die Apfelminze wird auch „Milde Minze" genannt, ist ebenfalls eine mehrjährige Pflanze und wächst sehr intensiv. Die Blättchen der Apfelminze besitzen einen sehr starken Duft – ein tolles Gemisch aus Minz- und Apfelduft, beinahe lieblich riecht sie. Ihr Mentholgehalt ist recht gering und daher ist sie besonders gut für Kinder geeignet.

Für einen erfrischenden ***Sommertee*** für Kinder werden die Blätter abgezupft und verwendet: Ein paar Blättchen mit heißem Wassers übergießen, ca. 5 Minuten ziehen lassen, dann abseihen, mit ein wenig Xylit oder Ahornsirup süßen und kalt stellen.

Ich fülle diesen „Eistee“ gerne in eine Glaskaraffe, mit einer Scheibe Bio-Zitrone und einem Minzeblatt. Der Tee schmeckt allen Kindern gut und ist eine gesunde Alternative zu Fertiggetränken.

Aus der Apfelminze lässt sich aber auch ein köstlicher ***Sirup*** herstellen.

APFELMINZE-SIRUP

» Zuerst wird für den Sirup eine Zuckerlösung aus 700 g Birkenzucker (es geht natürlich auch brauner Zucker) und 1 l Wasser gekocht. Dann gibt man ⅛ l Orangensaft (oder Zitronensaft – je nach Geschmack) dazu.
» Die Apfelminze – für die oben angegebene Menge benötigen Sie etwa 2 bis 3 Handvoll – wird in einen Topf gegeben und mit der Zucker-Orangensaft-Lösung übergossen.
» Dann lässt man die Kräutermischung für einen Tag stehen und am nächsten Tag wird sie nochmals kurz aufgekocht.
» Abseihen und auf Flaschen abziehen – fertig!
» Zum Trinken verdünnt man den Sirup einfach nach Geschmack mit gutem Leitungswasser. Er eignet sich für Kinder ab etwa 1 Jahr.

Neben den genannten Minzen gibt es noch eine Vielzahl an schmackhaften Gartenminzen, beispielsweise die Orangenminze und viele andere, die man ähnlich verarbeiten kann.

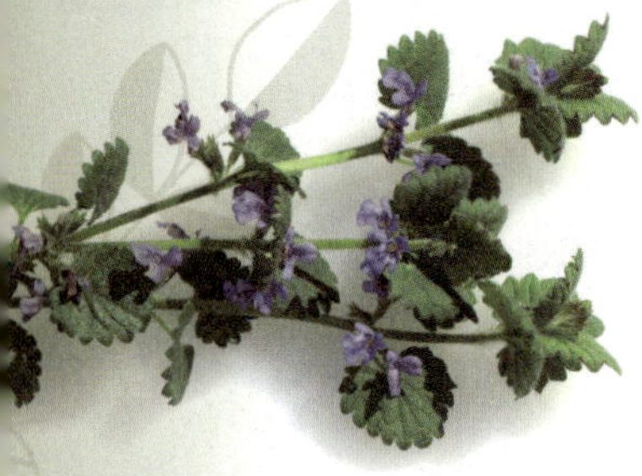

„Es ist gegen vieles
ein Kraut gewachsen ...“

Die Gundelrebe und allerlei hilfreiche Kräuter

Wenn der Frühling kommt, sehnt sich jeder Mensch – ob groß oder klein – nach frischer Luft, frischen Kräutern und Sonnenschein. Frühling – das heißt auch, dass es in der Natur draußen wieder keimt und sprießt. Unter den Strahlen der wieder stärker werdenden Sonne entfaltet sich das Leben abermals neu. Oftmals ist der Frühling aber auch eine Zeit, in der sich gerne fiebrige Erkrankungen breitmachen.

Besonders in der anthroposophischen Medizin nimmt man die Frühlingskräuter mit ihrer freundlichen Signatur als „Kinderkräuter“ wahr. Die großen, rundlichen Blütenköpfchen, die zarten Farben, die meist kurzen Stängel und der feine Duft sprechen auch ganz besonders Kinder an. Zu vielen dieser Pflanzen gibt es eine Reihe von Volksmärchen und Sagen: „Das Gänseblümchen“, „Das erste Veilchen“ und viele mehr.

Aber nicht nur fiebrige Erkrankungen plagen unsere Kinder oftmals im Frühling, auch Hautprobleme, wie z. B. Ekzeme als Spätfolgen des Winters, treten gehäuft auf. Daneben kommt es gerade im Frühling relativ oft auch zu sogenannten „Schulkopfschmerzen“.

Gerade die Wildkräuter des Frühlings können die Gesundheit und das Immunsystem unserer Kinder unterstützen. Dazu gehören die Gundelrebe, die Vogelmiere, der Löwenzahn, die Brennnessel und viele andere mehr. Einige davon möchte ich mir hier mit Ihnen gemeinsam ansehen …

Dieses Buch will kein Kochbuch sein, aber Ihnen bei der Auswahl gesunder Kräuter für kindgerechte Speisen helfen. Dazu gibt es natürlich schon auch den einen oder anderen Tipp für Ihre Küche und auch für das gemeinsame Sammeln von Wildkräutern, an dem sicherlich auch Ihre Kinder viel Spaß haben werden.

Die Gundelrebe

Glechoma hederacea

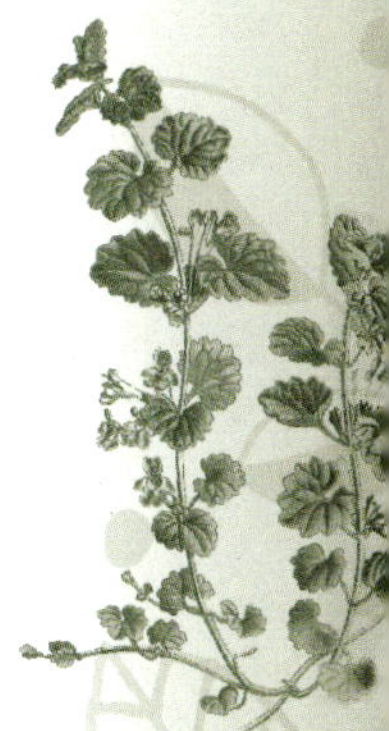

Man nennt die Gundelrebe im Volksmund auch Gundermann, Erdefeu oder Silberkraut.

Sie ist ein Gewächs der Familie der Lippenblütler (*Lamiaceae*) und wächst auf fast jeder Wiese, in beinahe jedem Garten, gerne vor allem an Wegrändern und unter Stauden. Die Gundelrebe ist eine sehr unauffällige Pflanze: Sie ist niedrig, wächst kriechend am Erdboden und besitzt kleine, blau-lila Blüten, die auf der Unterlippe einen kleinen, dunklen Fleck aufweisen. Man findet sie das ganze Jahr hindurch, sogar im Winter unter dem Schnee.

Die Gundelrebe kann in ein Frühlingsgemüse hineingeschnitten werden – sie stärkt das Immunsystem gerade jetzt nach dem Winter, denn sie enthält recht viel Vitamin C, aber auch Kalium, Gerbstoffe, Bitterstoffe, ätherisches Öl und Rosmarinsäure.

Ich verwende sie als einen Bestandteil meiner

GRÜNDONNERSTAGSSUPPE

Sie benötigen dazu je eine Handvoll:

» Gundelrebe
» Löwenzahnblätter (nur die jungen, zarten Blättchen)
» Brennnesselblätter (die jungen Spitzen)
» Schafgarbe (Blättchen)
» Spitzwegerich (junge Blättchen)
» Gänseblümchen

Eine große Zwiebel wird klein geschnitten und in etwas Butter angeröstet, dann mit Gemüsebrühe „ablöschen“ und nach kurzem Aufkochen die gewaschenen, klein geschnittenen Kräuter hineingeben. Ca. 10 Minuten leicht köcheln lassen.

Zum Verfeinern gebe ich noch 2 bis 3 Esslöffel Schlagobers dazu.

Abgesehen vom kulinarischen Genuss bietet uns die Gundelrebe aber auch noch gesundheitliche Hilfe an:

Gundelrebe kann auch in einem *Tee* (gemeinsam mit anderen hilfreichen Kräutern – siehe ***Rezeptteil***) bei Erkältungskrankheiten eingesetzt werden.

Außerdem kann man damit das ***Gundelrebenöl*** herstellen, das ebenfalls heilsame Eigenschaften besitzt, vor allem bei Ekzemen:

GUNDELREBENÖL

Im Juni oder Juli sammelt man die Blätter der Gundelrebe und füllt sie in ein kleines Glas. Man quetscht die Blättchen recht fest zusammen, bedeckt sie mit Distelöl und lässt sie an einem warmen Standort einige Tage stehen: In der Folge bildet sich auf dem Boden des Glases eine helle Flüssigkeit.

Jetzt ist es so weit, man kann das Öl nun abseihen und in ein dunkles Fläschchen füllen. Vorsichtig auf Wunden getupft, heilen diese rascher ab. Besonders hilfreich bei allerlei Schürfwunden, die sich Kinder schon gerne mal zuziehen.

Tipp von Anna (7 Jahre):

„Probier mal, ein Kränzchen aus Gundelrebe und Gänseblümchen zu binden. Ist nicht ganz einfach, macht aber viel Spaß! Und man fühlt sich wie eine Prinzessin!“

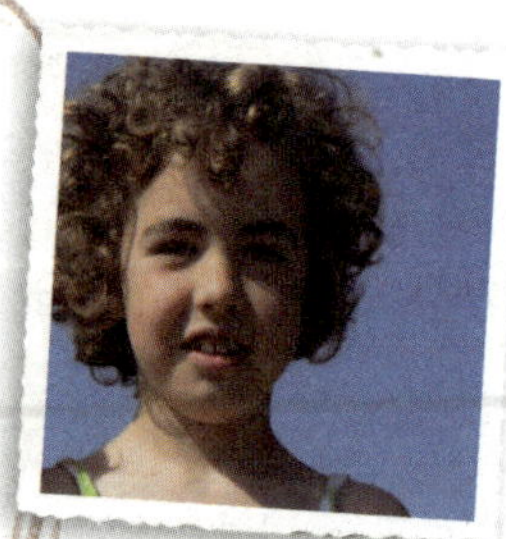

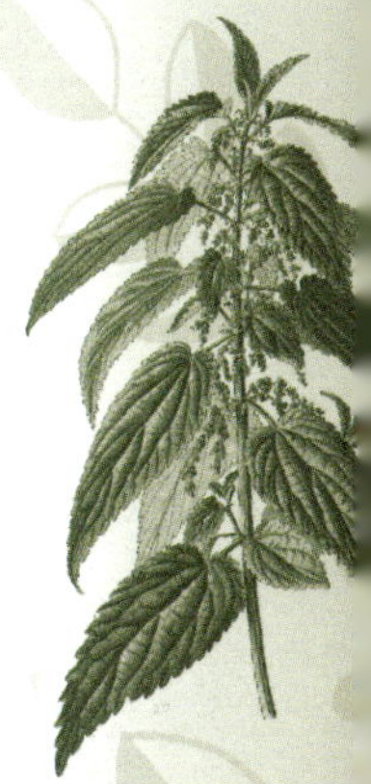

Brennnessel

Urtica dioica

Obwohl die Brennnessel so unangenehm sein kann, wenn man sie „falsch" angreift: Sie ist gerade im Frühling mit ihrer Kraft nicht zu unterschätzen. Sie enthält neben einer besonders hohen Menge an Chlorophyll auch sehr viel Eisen. Und diese Mischung macht's, dass sie aus unserer Frühlingsküche nicht wegzudenken ist.

Vor allem dann, wenn die Kinder nach einem langen Winter mit Erkältungskrankheiten müde erscheinen, wenn die Leistungen sowohl körperlich als auch psychisch auf dem Nullpunkt sind, wirkt die Brennnessel besonders gut:

Brennnessel-Spinat oder -Suppe schmeckt jedem Kind und ist rasch hergestellt. Aber auch ***Brennnessel-Chips*** zum Knabbern zwischendurch sind ein guter Ersatz für Kartoffel-Chips:

BRENNNESSEL-CHIPS

Dazu benötigen Sie:

» junge Brennnesselblätter
» 100 g Mehl
» Schnee von 1 Eiweiß
» 60 ml Milch
» etwas Wasser
» 1 Prise Salz
» Kokosfett

Mit einem Nudelholz rollen Sie erst einmal über die Blättchen, dann brennen die feinen Härchen nicht mehr.

Dann werden Mehl, Milch, Salz und etwas Wasser zu einem Teig gerührt, der Eischnee wird untergehoben und die Brennnesselblätter werden in den Teig getaucht. Im Kokosfett kurz herausbacken.

BRENNNESSEL-TEE

hilft bei Blasenproblemen und als „Blutreinigungstee“ bei Akne. Dazu sammle ich nur die jungen Spitzen der Brennnesseln (Handschuhe anziehen!). Für eine Tasse reichen 3–4 Spitzentriebe von frischen Brennnesseln. Kurz mit heißem Wasser übergießen, 5 Minuten ziehen lassen, abseihen.

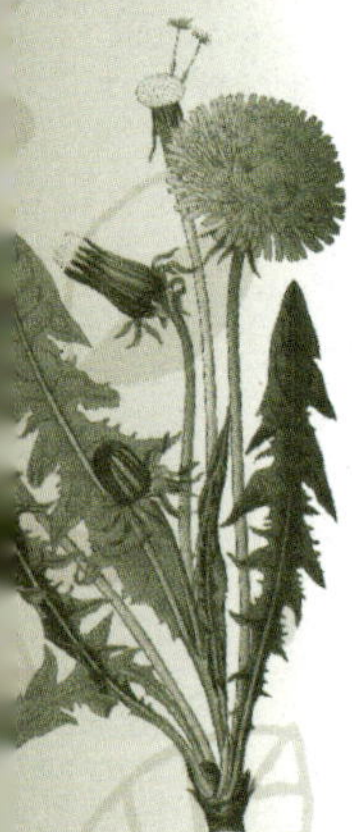

Löwenzahn

Taraxacum officinalis

Wer kennt ihn nicht, den Löwenzahn? Für die Gärtner stellt er oftmals eine Herausforderung dar, vor allem, wenn im Mai die frischen großen Blüten so schnell aus dem Boden schießen, dass man sich ihrer kaum erwehren kann …

Für uns hingegen ist der Löwenzahn ein hilfreiches Kräutlein! Seine Heimat ist hier bei uns in Mitteleuropa. Aber er hat sich auf der gesamten nördlichen Halbkugel verbreitet. Es gibt kaum eine Wiese, auf der man ihn nicht finden kann, er wächst aber auch auf Schutthalden und an Bahndämmen: Löwenzahn ist eine bedürfnislose Pflanze.

Er gehört zur Familie der Korbblütler (*Asteraceae*) und vermehrt sich durch seine fliegenden Samen, alle Kinder lieben die „Pusteblume“!

Löwenzahn besitzt eine Pfahlwurzel, sehr stark und kräftig und ausdauernd. Seine Blätter sind länglich, tief eingeschnitten und wachsen rosettenförmig dicht über dem Boden. Der Blütenstiel besitzt keine Blätter, dafür ist er aber hohl und mit einem milchigen Saft gefüllt.

Dieser Saft ist für manche Menschen hautreizend.

Seine strahlend sonnengelben Blüten öffnen sich bei trockenem Wetter tagsüber. Löwenzahn dient auch als „Wetterzeiger“ – bei Regen sind die Blüten geschlossen.

Aus dem Löwenzahn lässt sich der köstliche ***Löwenzahnhonig*** herstellen, der besonders bei Erkältungskrankheiten eingesetzt werden kann (siehe S. 194). Löwenzahnblätter verwenden wir auch für unsere „Gründonnerstagssuppe“ (siehe S. 93).

Gänseblümchen

Bellis perennis

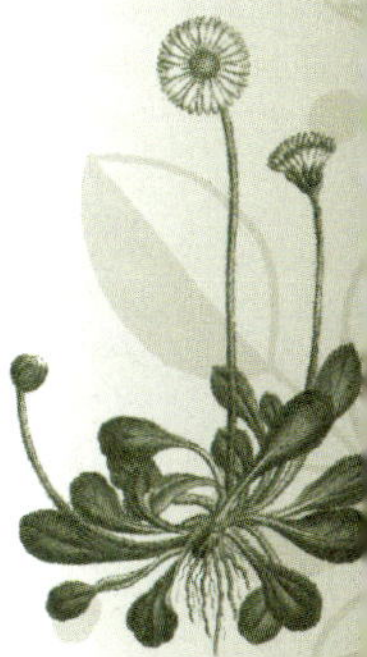

Das hübsche Tausendschönchen gehört zu den Korbblütlern (*Asteraceae*). Kinder lieben diese kleinen Blümchen, die jede Wiese verschönern. Gänseblümchen werden auch als „Kinderarnika“ bezeichnet und sind sehr vielseitig einsetzbar.

Wir verwenden es einerseits in der Wildkräuterküche als Aufputz auf einem Salat, im Kräuteraufstrich, aber auch für Kräutertee oder für die Hautpflege. Die wertvollen Inhaltsstoffe der Gänseblümchen wirken schleimlösend und blutreinigend und machen unsere kleine Wiesenschönheit zu einem wertvollen Beitrag für die Gesundheit besonders im zeitigen Frühjahr!

Aber das Gänseblümchen kann noch ein wenig mehr: Es hilft beispielsweise im ***Kräutertee bei Husten und Heiserkeit***, da es Schleimstoffe enthält, die sich sorgsam über die angegriffenen Schleimhäute im Rachen legen. Achten Sie allerdings darauf, dass dieser Tee auch ein wenig verstopfen kann – hat Ihr Kind also eher Probleme mit dem Stuhlgang, dann ist hier Vorsicht geboten. Gänseblümchentee eignet sich für Kinder ab etwa 2 Jahren.

Gänseblümchen-Absud wirkt antiviral, wundheilend und hautreinigend. Er hilft als Waschung gegen Juckreiz nicht nur bei Neurodermitis, sondern auch bei Babys, die unter einer prolongierten Neugeborenen-Akne leiden.

GÄNSEBLÜMCHEN-TINKTUR

hilft bei Prellungen (beispielsweise nach einem Sturz mit dem Fahrrad oder Dreirad). Genau genommen bei allen Anlässen, bei denen Sie für Erwachsene Arnika-Tinktur verwenden würden.

Für die Gänseblümchen-Tinktur brauchen Sie eine Handvoll Blütenköpfchen, die Sie in ein Schraubverschlussglas füllen. Mit Ansatzkorn übergießen (die Blüten müssen ganz bedeckt sein) und dann für ca. 3 Wochen dunkel und warm stehen lassen. Danach abfiltern und in dunkle Fläschchen füllen.

Gänseblümchen können auch für einen sanften ***Öl-Auszug*** gesammelt werden. Das besonders hautpflegende Mazerat eignet sich sehr gut bereits für Kleinkinder.

Gänseblümchen sollten Sie bitte unbedingt nur dort sammeln, wo die Wiese weder gedüngt noch mit Unkrautmitteln gespritzt wurde.

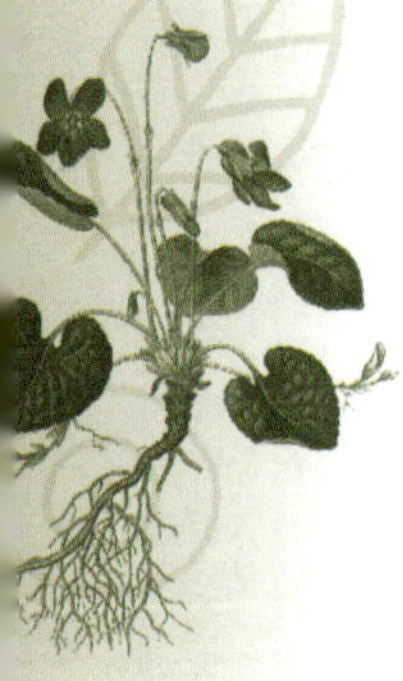

Veilchen

Viola odorata

„Sei wie das Veilchen im Moose, so bescheiden und rein. Nicht wie die stolze Rose, die immer bewundert will sein." So steht es in meinem Stammbuch. Das kleine Veilchen hat mich immer schon erfreut. Als Kind habe ich immer die besonders duftenden Märzveilchen und die weißen „Hunds-Veigerln" gesucht, um damit kleine Sträußchen zu binden. Unser kleines Veilchen bildet im Frühling ganze Kissen und eignet sich besonders gut für unseren Hustentee. Veilchen, Schlüsselblumen-Blüten und Gänseblümchen können Sie gut mit Ihrem Kind gemeinsam sammeln – achten Sie aber bitte darauf, dass die Schlüsselblumen in vielen Regionen unter Schutz stehen.

Für den ***Hustentee*** werden die Blüten getrocknet und am besten in einer Pappschachtel oder einem Kräutertee-Säckchen aus Papier aufbewahrt.

Anstelle von Hustentee können Sie auch ***Veilchensirup*** verwenden (siehe S. 196). Oder eine Mischung aus Veilchen, Schlüsselblumen und Gänseblümchen zum Sirup verkochen.

Kinder mögen „Hustenzuckerln", wenn sie aus kandierten Veilchen bestehen. Wie man die ***Veilchen-Zuckerln*** herstellt, finden Sie auf Seite 197.

Auch Veilchen können Sie auf den Frühlingssalat – gemeinsam mit Gänseblümchen beispielsweise – geben: Alle Kinder mögen es, wenn der Salat so bunt leuchtet!

Tipp von Julia (5 Jahre):

„Veilchen findest ganz leicht, aber nimm nur die Veilchen, die wirklich gut riechen! Die anderen schmecken fad! Wir pflücken sie immer in unserem Garten ..."

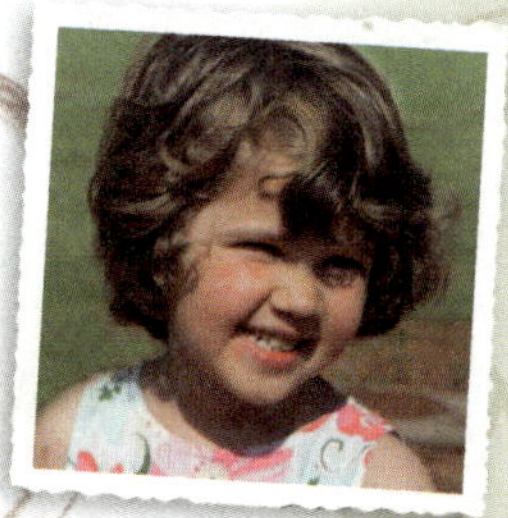

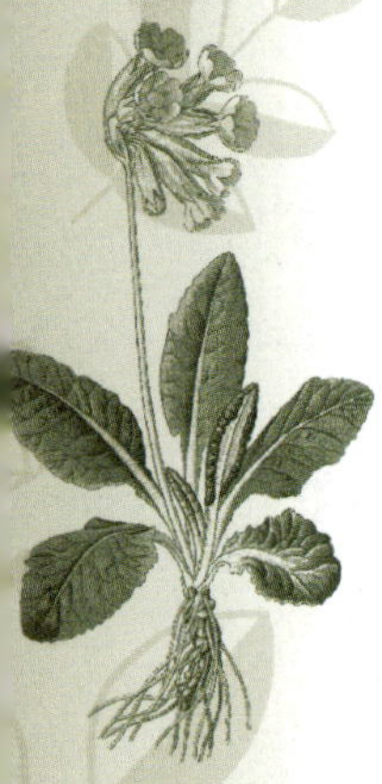

Schlüsselblume

Primula officinalis (veris)

Im Frühling leuchten uns die sonnengelben Schlüsselblumen freundlich nickend aus so mancher Wiese entgegen. Leider werden sie immer seltener und sind daher in vielen Regionen bereits unter Naturschutz gestellt. Vor allem eins: Bitte lassen Sie die Wurzeln in der Erde stehen, auch wenn es so manches Rezept gibt, für das Wurzeln verwendet werden.

Dennoch: Ich möchte die Schlüsselblumen in unserer kleinen Hausapotheke nicht missen, denn es sind sehr heilkräftige Pflanzen, vor allem bei Erkältungen. Schlüsselblumen gehören zu den Primelgewächsen (*Primulaceae*) und sind 2-jährige Pflanzen. Das heißt, im ersten Jahr bildet sich eine Blattrosette, aus der im nächsten Jahr die Blüte sprießt.

Zu den Primelgewächsen gehört auch die kurzstielige Primel, die für unsere Zwecke ebenfalls genutzt werden kann.

Ich verwende vor allem die Blütenköpfchen der Schlüsselblumen gemeinsam mit Veilchen und Gänseblümchen in einem wunderbaren ***Hustensirup*** (siehe S. 196). Natürlich helfen sie auch, wenn man sie als Einzelpflanze verwendet.

Im Frühlingssalat unterstützt die Schlüsselblume das Immunsystem. Sie enthält neben vielen anderen wertvollen Stoffen (wie z. B. Vitamin C) vor allem auch Magnesium. Und in dieser Form ist sie auch besonders wertvoll bei den sogenannten „Schulkopfschmerzen" und bei Migräne, unter der bereits Kinder leiden können.

SCHLÜSSELBLUMEN-GELEE

unterstützt ebenfalls das Immunsystem und schmeckt köstlich, probieren Sie's mal aus:

» 1 Handvoll Schlüsselblumenblüten
» 150 ml Wasser
» etwas Zitronensaft
» etwas Blutorangensaft
» ein Stückchen Zitronenschale (von einer Bio-Zitrone)
» das Mark einer Vanilleschote (nur ganz wenig!)
» 100 g Gelierzucker 2:1

Die Schlüsselblumenblüten (nur die gelben Blütenblättchen!) kocht man zusammen mit dem Wasser und dem Saft von Zitrone und Blutorange kurz auf, dann fügt man die Zitronenschale (im Ganzen!) und die Vanille dazu. Kurz aufkochen und für etwa 12 Stunden ziehen lassen. Am nächsten Tag nochmals kurz aufkochen, dann abseihen. Den gewonnenen Saft mit dem Gelierzucker nochmals aufkochen, heiß abfüllen und die Gläser gut verschließen.

Schmeckt wie Honig auf dem Butterbrot!

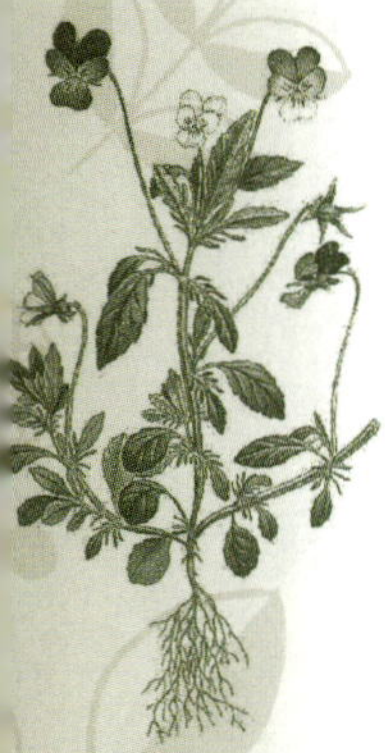

Ackerstiefmütterchen

Viola arvensis

Das Ackerstiefmütterchen blüht vom zeitigen Frühjahr bis in den Spätsommer hinein. Meist wächst es an Feldrändern oder teilweise auch am Rande von Wiesen. Es bevorzugt eher trockene Standorte. Beim Sammeln sollten Sie darauf achten, dass Sie es nicht neben stark gedüngten Feldern pflücken.

Die zarte Pflanze gehört zu den Veilchengewächsen (*Violaceae*) und blüht zart-weiß mit hellen gelben Flecken. Ihre Blüten sind, wie auch die des Wohlriechenden Veilchens (*Viola odorata*), durchaus essbar und können beispielsweise in einem bunten Salat oder in einem Aufstrich verwertet werden.

Bedingt durch die Inhaltsstoffe eignet sich das Ackerstiefmütterchen für ***Tee bei Husten*** und Heiserkeit. Dieser Tee wird auch von Pfarrer Kneipp für Kinder wie folgt empfohlen: Alle 2 bis 3 Stunden sollte man davon 2 Kaffeelöffel zur Schleimlösung einnehmen.

Gleichzeitig – da sich auch Salicylsäure in der Pflanze befindet – lindert der Tee auch ***Kopfschmerzen***.

Bei ***Akne und anderen Hautproblemen*** wird das Ackerstiefmütterchen gerne zur Pflege eingesetzt. Dazu wird zuerst ein Mazerat aus den Blüten hergestellt, aus dem dann eine Salbe gerührt werden kann (siehe S. 201). Besonders bei Ekzemen, die stark juckend und auch schmerzend sind, hilft Stiefmütterchen-Mazerat recht gut.

Auch eine ***Kompresse*** mit Stiefmütterchen und Rosenhydrolat kann – besonders bei Ekzemen – Linderung bringen.

KOMPRESSE BEI EKZEMEN

1 Handvoll Stiefmütterchenblüten werden mit 30 ml Rosenhydrolat übergossen. Bei Raumtemperatur etwa ½ Stunde stehen lassen, abseihen.

Das Stiefmütterchen-Rosenwasser wird leicht angewärmt (bitte bei max. 40 °C). Dann ein vorgewärmtes Mulltuch mit dem Stiefmütterchen-Rosenwasser tränken und auf die juckende, schmerzende Stelle auflegen.

Nach ca. ½ Stunde die Kompresse wieder entfernen.

Die Vogelmiere

Stellaria media

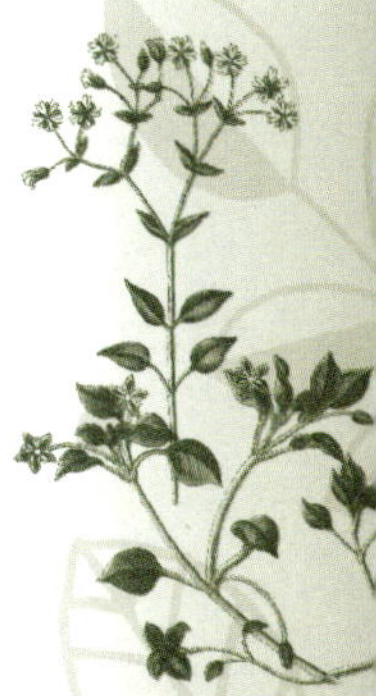

Im Volksmund wird sie oftmals auch „Hühnerdarm" genannt, weil sie lange Ranken ausbildet, in denen sich ein zäher Faden befindet. Die Vogelmiere gehört zur Familie der Nelkengewächse (*Caryophyllaceae*). Sie kommt bereits seit der jüngeren Steinzeit in Europa vor und diente schon früh als wichtiges und gesundes Nahrungsmittel, da sie viele Vitamine, aber auch Mineralstoffe (Eisen, Kalium, Kalzium, Magnesium, Phosphor und Kieselsäure) enthält, außerdem noch Saponine, Gerbstoffe, Eiweiß und vieles andere. Man sagt der Vogelmiere nach, dass ca. 20 g des Krauts den Tagesbedarf eines größeren Kindes an Vitamin C abdecken können!

Der Stängel liegt mehr oder weniger auf dem Boden, die Blättchen und die weißen Blüten sind klein und unauffällig zart. Vogelmiere findet man praktisch das ganze Jahr über, auch im Winter. Grundsätzlich ist das ganze Kraut verwendbar, nicht nur zum Essen als frisches Grün in der Küche – die Vogelmiere enthält viele Mineralstoffe, Kalium, Gerbstoffe und Saponine.

Man kann mit der Vogelmiere auch ein pflegendes Körperöl oder eine Salbe gegen Neurodermitis oder Schuppenflechte herstellen – sie hat eine sehr heilende und juckreizstillende Wirkung. Dazu setzt man erst mal ein ***Vogelmieren-Mazerat*** an (siehe Grundrezept Mazerate), mit dem man in weiterer Folge auch eine Salbe produzieren kann.

Wenn's schneller gehen soll, kann man eine ***Vogelmieren-Salbe*** auch so herstellen:

VOGELMIEREN-SALBE

» 1 Handvoll frische Vogelmiere (blühendes Kraut)
» 150 ml Mandelöl
anwärmen und 1 bis 1½ Stunden bei ca. 65 °C „ausziehen", danach langsam abkühlen und für ca. 12 Stunden stehen lassen. Dann wird abgefiltert und das Auszugs-Öl mit
» 15 g Bienenwachs nochmals erwärmt, bis das Bienenwachs geschmolzen ist. Gut umrühren und in Gläschen füllen.

Verträgt Ihr Kind kein Bienenwachs, so empfiehlt sich beispielsweise, alternativ 25 g Kakaobutter zu verwenden.

Vogelmieren-Tee hilft bei verschiedenen Erkältungen und Bronchitis, er wirkt aber auch gegen Verstopfung und bei Hautausschlägen.

Auch ***Waschungen*** oder ein Bad mit Vogelmiere können beispielsweise bei Neurodermitis und Psoriasis den oft ganz wilden Juckreiz lindern.

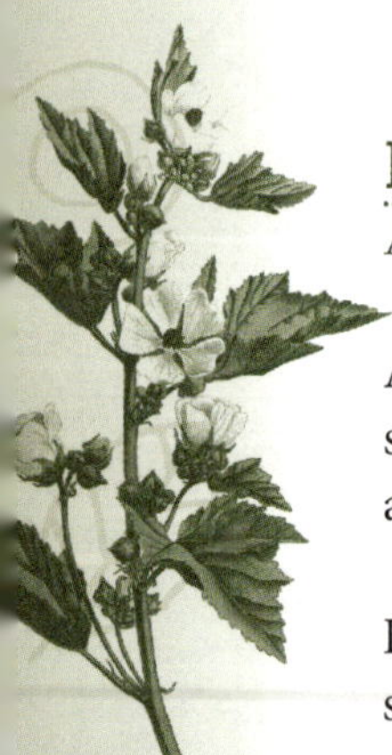

Eibisch

Althea officinalis

Ach, wie habe ich als Kind doch Eibischzuckerl geliebt! Heute erhält man sie leider nur mehr selten. Mit Glück findet man sie aber in dem einen oder anderen Zuckerlgeschäft wieder …

Der echte Eibisch gehört zu den Malvengewächsen (*Malvaceae*). Ganz besonders wird die Wurzel der Pflanze verwendet, sie enthält Schleimstoffe,

Saponine, Gerbstoffe und ist daher ein besonders hilfreiches Mittel bei hartnäckigem Husten. Wenn der Rachen rot ist und der Husten schon wehtut, dann legen sich die Schleimstoffe mild über die gereizten Schleimhäute und es schmerzt nicht mehr so sehr.

Wer gerne Eibischzuckerl selbst produzieren möchte, findet dazu einige Rezepte im Internet, allerdings unter der amerikanischen Bezeichnung „Marshmallows". Genau genommen handelt es sich um unseren „Eibischteig", allerdings wird heute in den meisten Rezepten Gelatine anstelle von Eibisch-Wurzeln genommen. Diese „Zuckerl" sind leider nicht von der gleichen Wirkung wie die Eibischzuckerl mit echten Malvenwurzeln.

EIBISCH-TEE

» Eibischblättern, Eibischwurzel, Süßholz und Malvenblüten.
Um die Schleimstoffe zu lösen, wird Eibisch-Tee mit **kaltem** Wasser angesetzt.

Auch ***Eibischwurzel-Sirup*** hilft bei Erkältungen – und schmeckt auch noch gut!

EIBISCHWURZEL-SIRUP

» 20 g Eibischwurzel, geschnitten,
werden langsam mit einer Mischung aus
» 10 ml mildem Schnaps und 450 ml Wasser übergossen.
Etwa 6 Stunden stehen lassen. Abseihen. Dann wird die Flüssigkeit mit
» 600 g Zucker aufgekocht, bis sich der Zucker aufgelöst hat.
In Flaschen abfüllen und gut verschließen.

Dieser Sirup ist allerdings nicht für Babys geeignet, er enthält zwar kaum mehr Alkohol, aber sicher ist sicher!

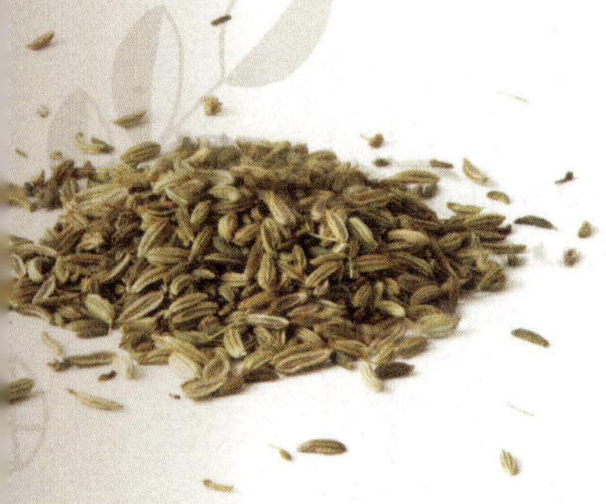

„In den kleinen Säckchen sind die guten Gewürze."

Altes Sprichwort

Kümmel, Fenchel, Anis und Co

Der Bauch zwickt, Ihr Baby hat Blähungen und fühlt sich gar nicht wohl: Da können wir mit einer sanften Bauchmassage das Bäuchlein entspannen. Blähungen haben aber nicht nur die ganz Kleinen, die können alle Kinder (und natürlich auch die Erwachsenen) haben …

Aber wieso kommt es überhaupt zu diesen Koliken beim Baby? Zumeist ist nicht die Verdauung daran schuld, sondern die Luft kommt oftmals durch Schreien in das Bäuchlein und dadurch entstehen dann auch schon mal Koliken. Die Koliken verursachen Schmerzen, was wiederum mit Schreien ausgedrückt wird. Ein warmer Bauchwickel hilft ergänzend zur Bauchmassage, dass sich das Baby bald wieder wohlfühlt.

Dazu benötigen wir eine sanfte Ölmischung, am besten aus Kümmel, Fenchel, Anis und Koriander, in Mandelöl angesetzt.

Wenn Sie sich nicht zutrauen, selbst diese Mischung zusammenzustellen, so erhalten Sie diese sicherlich in der Apotheke Ihres Vertrauens.

MEINE BEWÄHRTE BAUCHZWICK-MISCHUNG

wird wie folgt hergestellt:

» 50 ml Mandelöl süß (*Prunus dulcis*)
» 1 Tropfen Kümmel (*Carum carvi*)
» 1 Tropfen Fenchel (*Foeniculum dulcis*)
» 1 Tropfen Anis (*Pimpinella anisum*)
» 1 Tropfen Koriander (*Coriandrum sativum*)
in einer braunen oder blauen Glasflasche mischen. Fertig.

Mit dieser Mischung massieren Sie bitte ohne Druck und sanft das Bäuchlein Ihres Babys. Danach wird das Baby warm eingepackt – am besten mit einem Moltontuch und einem Schafwollpolsterl. In eine Decke eingewickelt, wird sich das Bäuchlein rasch wieder beruhigen. Lassen Sie den Wickel und das Schafwollpolsterl für ca. ½ Stunde am Körperchen des Babys. Danach sollte es wieder ganz friedlich schlafen können …

Diese Mischung hilft natürlich auch größeren Kindern!

Kümmel

Carum carvi

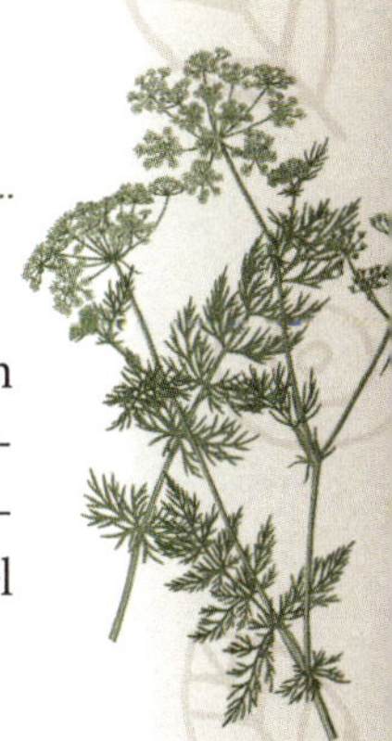

Der Kümmel ist ein Doldenblütler. Er ist ein sehr typisches Brotgewürz, man verwendet ihn aber auch beispielsweise, um Fleisch oder Sauerkraut zu würzen. Er wurde übrigens schon im Neolithikum – also in der Pfahlbauzeit – angebaut, im antiken Rom wurde er bereits medizinisch genutzt. Kümmel ist besonders hilfreich bei Verdauungsstörungen und Blähungen.

Dennoch ist Kümmel bei kleinen Kindern nur sehr sparsam einzusetzen, denn er beinhaltet Ketone, die in zu hoher Konzentration für Kinder schädlich sein könnten.

In einer Mischung gegen Blähungen allerdings, zart dosiert, wie sie oben genannt wurde, richtet er keinen Schaden an, im Gegenteil, er ist eine gute Hilfe.

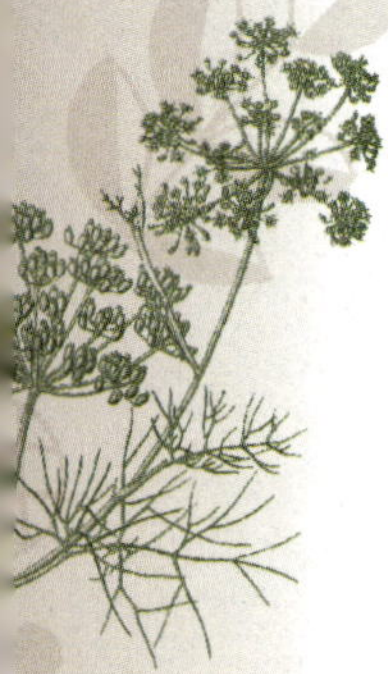

Fenchel

Foeniculum dulce

Der Fenchel, ebenfalls ein Doldenblütler, kam ursprünglich aus dem Mittelmeerraum. Er benötigt Sonne und Wärme. Die Blüten sind gelb und stehen in einer lockeren Dolde, sein Stängel ist hohl und seine Blätter sind gefiedert.

Fenchel war bereits im Altertum als Heil- und Gewürzpflanze überall bekannt und wird schon bei Hippokrates[5], Dioskurides und Paracelsus[6], aber auch bei Jacobus Theodorus Tabernaemontanus (im 17. Jahrhundert) gegen vielerlei Beschwerden empfohlen. Er gilt als uraltes Heilmittel, das Langlebigkeit, Mut und Stärke verleihen soll.

Wir verwenden üblicherweise:
» Gewürz- oder Arzneifenchel (*Foeniculum vulgare var. dulce*) – das ist jener, den wir auch in der Aromakultur einsetzen,
» Gemüsefenchel (*Foeniculum vulgare var. azoricum*)

Verwendet werden vom Gewürzfenchel die Samen, entweder für heilsame Tees oder in Form des ätherischen Öls. Diese Samen (es handelt sich dabei um sogenannte Spaltfrüchte) reifen Ende des Sommers und werden im September und Oktober gesammelt.

Fenchel riecht angenehm aromatisch und leicht süßlich und so schmeckt er auch.

[5] Fuchs, Hippokrates - sämtliche Werke Bd. 1, S. 330 u. a.
[6] Paracelsus - sämtl. Werke, Bd. 3, S. 410 u. a.

FENCHELTEE

Fencheltee wird aus den Samen des Gewürz- oder Arzneifenchels (*Foeniculum vulgare var. dulcis*) hergestellt. Damit kann man schon den Kleinsten helfen, mit Blähungen fertig zu werden. Aber auch dann, wenn die Kinder größer werden, ist Fencheltee eine gute Hilfe: Neben der krampflösenden Wirkung wirkt er auch beruhigend bei Magenbeschwerden und bei Entzündungen der Atemwege. Und er eignet sich auch als Schlaftee für Kinder.

Die Samen werden leicht angemörsert (zerstoßen) und mit kochendem Wasser übergossen. 10 Minuten ziehen lassen.

Dosierung: Zwischen 0 und 1 Jahr liegt die ***Tagesdosis*** bei 1 g Fenchelsamen, zwischen 1 und 4 Jahren nehmen Sie bitte 2 g, darüber ca. 4 g für den Tee. Bei Verdauungsstörungen oder wenn er als Schlaftee genutzt werden soll, bitte nicht süßen. Bei Erkältungen kann mit Honig, Ahornsirup, Birkenzucker oder Süßholz etwas gesüßt werden.

FENCHELÖL

Das ätherische Öl des Fenchels wird in der Aromapflege gerne für eine sanfte Bauchmassage bei Blähungen empfohlen. Es kann aber auch – aufgrund seiner Wirkung auf die Bronchien – für einen ***Hustenbalsam*** verwendet werden:

» 30 ml Mandelöl süß (*Prunus dulcis*)
» 1 Tropfen Fenchel süß (*Foeniculum dulcis*)
» 4 Tropfen Orange süß (*Citrus sinensis*)
» 1 Tropfen Rosenholz (*Aniba rosaeodora*)
» 1 Tropfen Niaouli (*Melaleuca viridiflora*)

Bei einer Anwendung mit Fenchelöl für Ihr Baby beachten Sie bitte unbedingt meine Dosierungs- und Anwendungsempfehlungen!

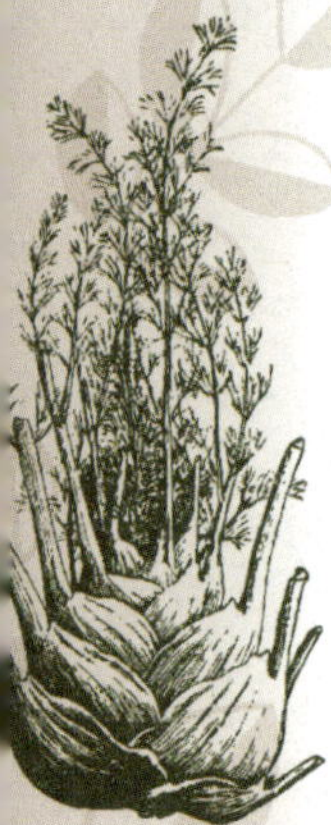

Gemüsefenchel

Foeniculum vulgare var. azoricum

Gemüsefenchel bildet Knollen (oberirdisch) und schmeckt sowohl roh als auch gekocht. Er enthält eine Anzahl Mineralstoffe (vor allem Natrium, Kalium, Magnesium, Kalzium, Eisen und Phosphor) sowie Ballaststoffe und Vitamine (C, B_1, B_2, B_6, E, K und Pantothensäure). Sein Vitamin-C-Gehalt ist interessanterweise beinahe doppelt so hoch wie der in Orangen!

Diese Fenchelart hat ihren Siegeszug in die europäische Küche im 19. Jahrhundert von Italien aus begonnen.

Gemüsefenchel ist also eine wunderbare Nahrungsergänzung, gut verträglich, kalorienarm und er stärkt das Immunsystem. Und ganz nebenbei hilft er auch gegen Blähungen …

Auch Kinder knabbern gerne am Fenchel, ist er doch wirklich schmackhaft!

Tipp von Johanna (6 Jahre):

„Fenchel und Karotten knabbern – das ist die beste ‚gesunde Jause', die du dir vorstellen kannst, sagt meine Oma. Recht hat sie."

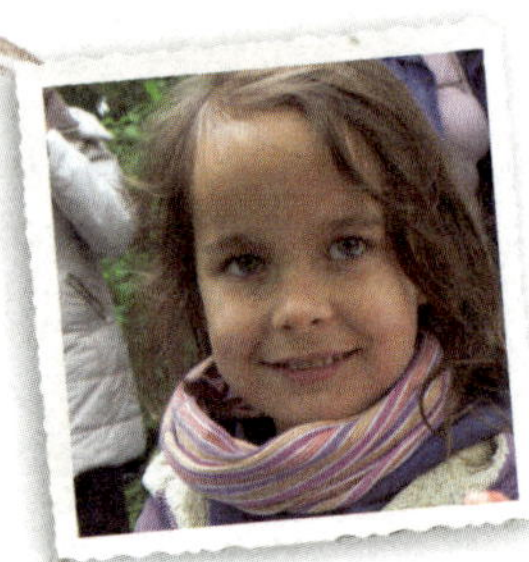

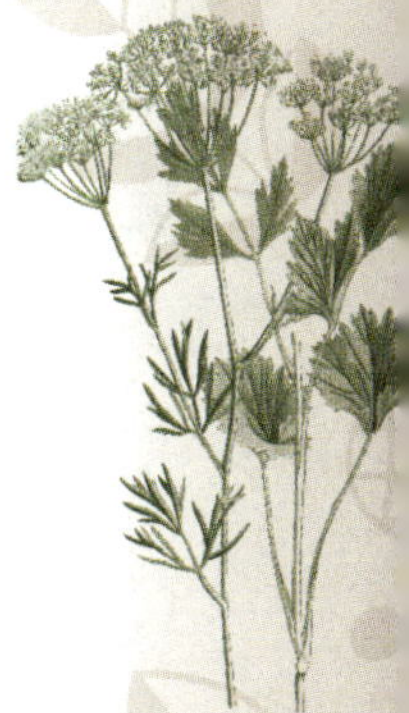

Anis

Pimpinella anisum

Anis kennen Sie vermutlich als winterliches Gewürz – man verwendet es oft für Weihnachtsbäckerei. Aber auch als Brotgewürz wird es gerne benutzt.

Der Anis ist ein Doldenblütler, mit zierlichen Blättern und weißen Blüten.

Seine Heimat ist in Ägypten und Syrien, dort wächst er teilweise wild auf den kalkhaltigen, sonnigen Böden. Bei uns wird Anis auf Feldern angebaut und seine gelb-grauen Spaltfrüchte werden zwischen August und September geerntet.

Auch Anis gilt als krampf- und schleimlösend, er wirkt – so wie auch der Fenchel – blähungstreibend. Das ist auch der Grund, weshalb ich ihn im Bauchmassageöl so schätze.

Anis kann aber auch – zart dosiert – in einem ***Mundwasser*** verwendet werden, wenn man beispielsweise eine Zahnfleischentzündung hat.

Bitte beachten Sie unbedingt die Dosierungshinweise!

Anis schmeckt auch als Tee bei Blähungen – ähnlich wie Fencheltee.

ZUBEREITUNG FÜR EINEN KINDERTEE

1 g Anissamen mit kochendem Wasser (½ Liter) übergießen und 5 Minuten ziehen lassen. Mit wenig Honig süßen.

Eignet sich für Kinder ab 2 Jahren.

Dieser Tee löst auch Schleim und hilft beim Abhusten.

Daher nicht für kleinere Kinder und Babys einsetzen, wenn sie noch nicht richtig abhusten und ausspucken können!

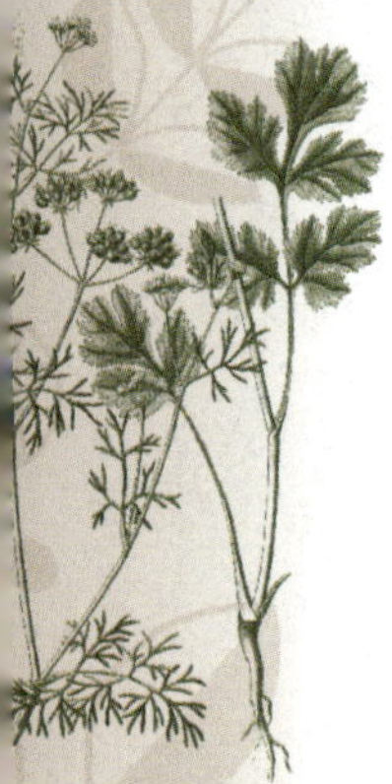

Koriander

Coriandrum sativum

Der Koriander, ein Doldenblütler, dient vor allem in der Küche. Wir wollen ihn allerdings als Hilfe bei grippalen Infekten und bei Konzentrationsstörungen in Form von

Koriandersamenöl (ätherisch)

einsetzen. Das Koriandersamenöl wirkt besonders antibakteriell. Ich verwende es gerne auch in meiner ***Bauchzwick-Mischung*** (siehe oben).

Da das ätherische Öl sehr mild ist und keine Kontraindikationen bekannt sind, kann es auch gut für eine Massage des Babybäuchleins bei einer Drei-Monats-Kolik eingesetzt werden.

Bei grippalen Infekten wirkt Koriander hervorragend – er ist antiviral und antibakteriell. Gut passt er auch in eine

DUFTLAMPENMISCHUNG

» 1 Tropfen Koriandersamen (*Coriandrum sativum*)
» 2 Tropfen Bergamotteminze (*Mentha citrata*)
» 4 Tropfen Orange süß (*Citrus sinensis*)
» 1 Tropfen Zirbelkiefer (*Pinus cembra*)

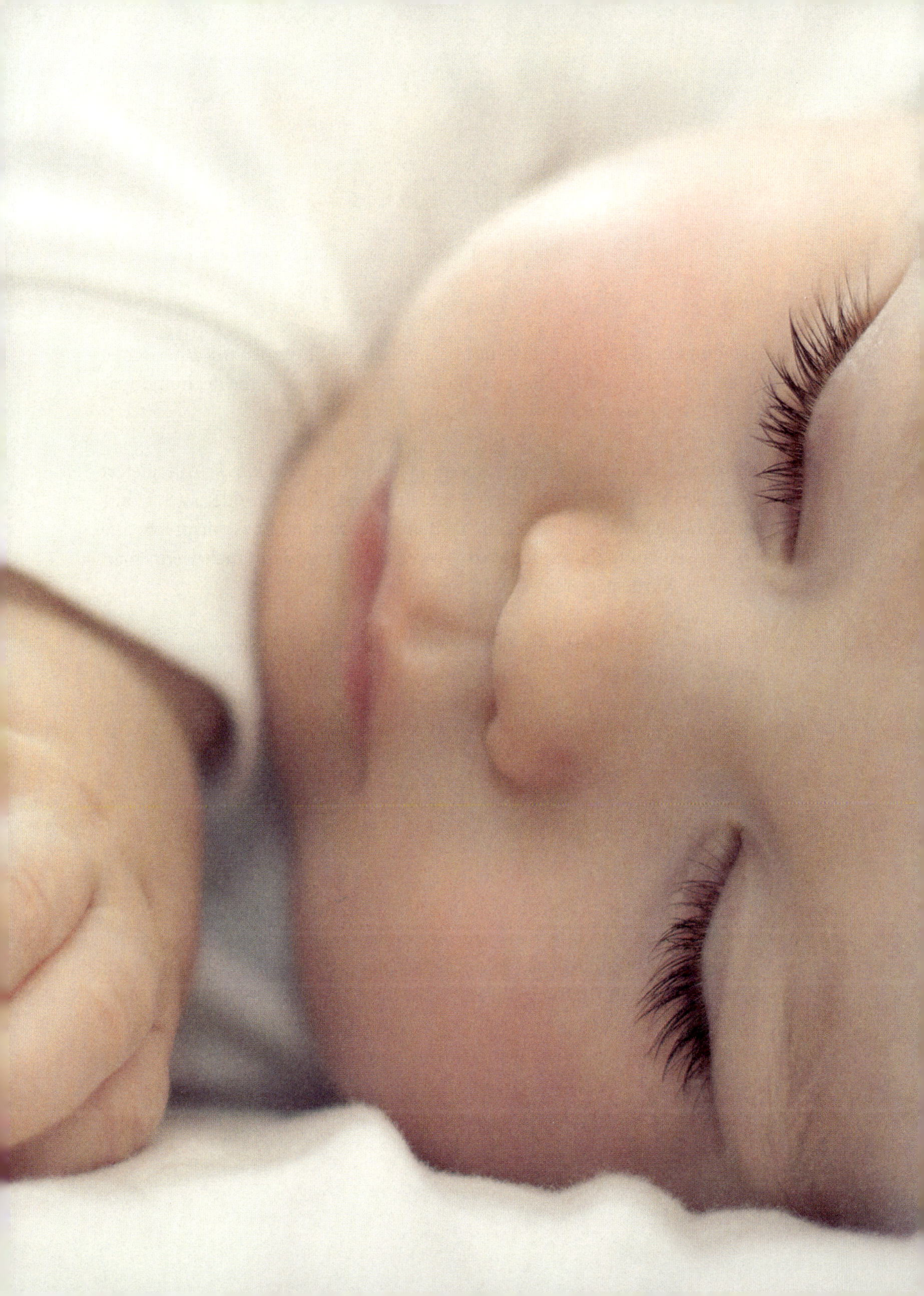

Rezepte speziell für Ihr Baby

Säuglinge bis 6 Monate sollten nur bei heftigen Beschwerden mit ätherischen Ölen behandelt werden; lieber sollten Hydrolate, reine fette Öle, homöopathische/spagyrische Mittel oder Tees Anwendung finden.

Vor der körperlichen Anwendung muss bitte immer ein kurzer Allergietest in der Armbeuge gemacht werden. Bei Rötungen, Juckreiz oder auch Hautausschlägen ist eine Unverträglichkeit anzunehmen und das entsprechende Ölgemisch sollte dann nicht zur Anwendung kommen (auch wenn man denkt, es würde gegen die Beschwerden helfen!).

Denken Sie bitte daran, dass auch das fette Basisöl möglicherweise eine Allergie bei Ihrem Baby auslösen könnte, ebenso, wie das bei ätherischen Ölen der Fall sein kann. Also nehmen Sie sich die Zeit, um die Öle an einer kleinen Stelle auszuprobieren.

Willkommen, kleiner Liebling!

Ihr Baby ist gerade „geschlüpft“ und es ist eben mal wenige Tage alt? Verwöhnen Sie sich und Ihr Kind mit zartem Rosenduft:

Ein wenig Rosenhydrolat in der Duftlampe beruhigt das Baby und auch Sie, vor allem dann, wenn es Ihr erstes Kind ist … Der zarte Duft – ganz ohne zusätzliche ätherische Öle – hilft auf sanfte Weise beim Eingewöhnen und bei der Umstellung für die ganze Familie.

DAS WATTEWÖLKCHEN

Als Einschlafhilfe für Babys bietet sich ein Wattewölkchen an. Die Idee habe ich von einer meiner Kursteilnehmerinnen (danke, liebe Inge!):

Dazu benötigen Sie lediglich ein größeres Wattebäuschchen, das mit

» 1 Tropfen Lavendel fein (*Lavandula angustifolia*)
» 2 Tropfen Mandarine rot (*Citrus reticulata*)

beträufelt wird. Ein Schlafplätzchen für das Wattewölkchen findet sich bestimmt oberhalb des Bettes Ihres Babys, vielleicht haben Sie ja über dem Gitterbett ein Mobile hängen, daran ließe es sich gut befestigen.

BABYFEUCHTTÜCHER, SELBST GEMACHT

» 550 ml destilliertes Wasser
» 2 Esslöffel flüssige Kernseife (kann man aus Seifenflocken ganz leicht herstellen)
» 2 Esslöffel Rosenhydrolat (*Aqua rosae*)
» 1 Esslöffel Aloe-Vera-Gel
» 1 Esslöffel Lavendelmazerat
» 10 Tropfen Vitamin E
» Küchenrolle, in der Höhe halbiert

Die Küchenrolle wird in den Behälter mit der zusammengemischten Flüssigkeit getaucht. Dort saugt sich das Papier voll. Dann nimmt man die Papprolle aus der Mitte der Küchenrolle heraus. Nun kann man von innen so viele Feuchttücher entnehmen, wie man möchte.

BABYMASSAGEÖL

Massageöl für Kinder ab ½ Jahr mit Mandarine:

» 50 ml Mandelöl süß (*Prunus dulcis*)
» 1 Tropfen Lavendel fein (*Lavandula angustifolia*)
» 2 Tropfen Rosenholz (*Aniba rosaeodora*)
» 3 Tropfen Mandarine rot (*Citrus reticulata*)

Alternativ:

» 25 ml Mandelöl (*Prunus dulcis*)
» 25 ml Aprikosenkernöl (*Prunus armeniaca*)
» 2 Tropfen Lavendel fein (*Lavandula angustifolia*)
» 2 Tropfen Kamille römisch (*Chamamaelum nobile*)

HAUTPFLEGENDES KINDERBAD

» 2 Esslöffel Kaffeesahne oder 1 Esslöffel Honig
» 1 Tropfen Kamille römisch (*Chamamaelum nobile*)
» 1 Tropfen Rose (*Rosa damascena*)
» 1 Tropfen Rosenholz (*Aniba rosaeodora*)

KINDERSHAMPOO (AB CA. 1½ JAHREN)

» 30 ml Shampoobasis neutral (im guten Fachhandel erhältlich)
» 3 Tropfen Mandarine rot (*Citrus reticulata*)
» 1 Tropfen Lavendel fein (*Lavandula angustifolia*)

MILDE WASCHLOTION FÜR BABYS

» 50 ml Facetensid
» 10 ml Betain
» 5 g Sanfteen

» 2 ml Fluidlecithin CM
» 5 ml Mandelöl süß (*Prunus dulcis*)
» 150 ml Rosenhydrolat (*Aqua rosae*)
» 12 ml Rewoderm

Facetensid, Betain und Sanfteen gut miteinander vermischen und anschließend ins Hydrolat einrühren. Mandelöl und Fluidlecithin CM miteinander verrühren, ins Hydrolat-Tensid-Gemisch geben. Zum Schluss kommt noch Rewoderm dazu. Alles gut miteinander vermischen.

BABY-ÖLBAD

schenkt der Haut einen zarten Ölfilm und dem Baby Wärme. Für ein Bad nehmen Sie davon ½ Teelöffel.

» 90 ml Sonnenblumenöl
» 10 ml Fluidlecithin BE
» 10 Tropfen Lavendel fein
» 5 Tropfen Mandarine rot

HILFE BEI MILCHSCHORF

Milchschorf gehört bei Babys zu den unangenehmen Erscheinungen: Auf der Kopfhaut bildet sich eine Kruste, die sich nur schwer und mit viel Vorsicht lösen lässt.

Milchschorf ist ein Zeichen dafür, dass das Lymphsystem des Kindes ein wenig anfällig ist. Das kann sich übrigens auch in Form von trockenen Ekzemen und Neurodermitis beim etwas größeren Kind fortsetzen, kann – muss aber nicht!

Mit dem nachstehenden Rezept können Sie schonend – bitte ohne Kratzen und Ribbeln – den Milchschorf vor dem Bad einstreichen, mit dem warmen

Wasser wird sich dann der Milchschorf fast von allein zu lösen beginnen. Werden Sie aber bitte nicht ungeduldig: Eine Behandlung allein ist leider nicht genug!

ÖLMISCHUNG BEI MILCHSCHORF

» 20 ml Mandelöl süß (*Prunus dulcis*)
» 10 ml Ringelblumenöl (*Calendula officinalis*)
» 1 Tropfen Kamille römisch (*Chamamaelum nobile*)
» 1 Tropfen Lavendel fein (*Lavandula angustifolia*)
» 1 Tropfen Rose (*Rosa damascena*)

Warm einpacken

Hat Ihr Baby die bei den meisten jungen Müttern gefürchteten Drei-Monats-Koliken, so kann auch eine einfache Anwendung Hilfe bringen: das warme Einwickeln. Damit beruhigt man meist das zwickende Babybäuchlein auf rasche Weise.

Wichtig ist dabei zu wissen, dass es sich bei den Drei-Monats-Koliken meist um keine Störung des Verdauungstrakts des Babys handelt. Oftmals wird beim Schreien zu viel Luft geschluckt und die Kolik entsteht durch diese Luft, die nicht gut entweichen kann. Meist ist das Schreien dadurch begründet, dass das Baby die Eindrücke des Tages nicht gut verarbeitet hat, nicht „verdauen" kann. Zudem kann durch die mütterliche Einnahme von Eisenpräparaten während der Schwangerschaft die Bauchspeicheldrüse des Babys belastet sein, sodass Milchunverträglichkeiten vorliegen. Eisen ist, wie auch (Schwer-)Metalle, plazentagängig, bei einem Überangebot wird es von Mutter und Kind in Leber und Bauchspeicheldrüse gespeichert.

Warmes Einpacken, locker um den ganzen Körper (inkl. Ärmchen), kann dabei helfen, dass Ihr Baby diese Koliken besser bewältigt.

WARM EINPACKEN GEGEN KOLIKEN

Dazu benötigen Sie folgende Hilfsmittel:
» eine Mischung aus 1 Teelöffel Mandelöl und 1 Tropfen Korianderöl, leicht angewärmt – bitte mit der Innenseite des Handgelenks die Temperatur prüfen!
» vorgewärmte Flanelltücher oder eine Babydecke und eine Moltoneinlage (40 x 40 cm)
» etwas Schafwollvlies oder ein flaches, kleines Schafwollkissen
» einen vorgewärmten Wollbody
» ein Wollmützchen

Die Ölmischung wird auf das angewärmte Moltontuch gestrichen und glatt auf das Bäuchlein des Babys aufgelegt. Darauf kommt nun die Schafwolle oder das Schafwollkissen. Anschließend wird mit einem warmen Tuch oder der Babydecke eingepackt.

Nun setzen Sie sich mit dem Baby an einen gemütlichen Platz und legen sich das Kleine auf Ihren Bauch (man nennt das „Känguru-Methode“).

Bleiben Sie etwa ½ Stunde mit dem Kind so sitzen, Sie werden sehen, wie rasch sich das Bäuchlein wieder beruhigt hat. Und als zusätzlicher Erfolg: Das Baby hört zu schreien auf …

BLÄHUNGEN

WINDE-ÖL BEI BLÄHUNGEN

» 25 ml Mandelöl süß (*Prunus dulcis*)
» je 1 Tropfen Fenchel süß (*Foeniculum dulcis*), Kreuzkümmel (*Cuminum cyminum*), Koriander (*Coriandrum sativum*) und 2 Tropfen Mandarine rot (*Citrus reticulata*)
Die Mischung sanft auf dem kleinen Bäuchlein im Uhrzeigersinn einmassieren.

Kälteschutz fürs kleine Gesichtchen und die Hände

Wenn's draußen stürmt und schneit und die Luft recht kalt ist: Manchmal möchte man dennoch das Haus verlassen und mit dem Baby spazieren gehen. Dann ist es wichtig, die zarte Babyhaut gut zu schützen, auch wenn das Baby im Kinderwagen gut verpackt ist.

Hier eine Rezeptur für eine

GESICHTSSALBE MIT KÄLTESCHUTZ

» 50 ml Jojobaöl (*Simmondsia chinensis*)
» 3 g Bienenwachs
» ½ Teelöffel Lebertran
» 4 Tropfen Mandarine rot (*Citrus reticulata*)
» 2 Tropfen Rosenholz (*Aniba rosaeodora*)

BABY-CREME

» 30 g Mandelöl süß
» 2 g Bienenwachs
» 5 g Emulsan
» 1 g Fluidlecithin Super
werden im Wasserbad gemeinsam erwärmt.

Gleichzeitig erwärmen Sie bitte 40 g Rosenhydrolat in einem zweiten Behälter. Wenn das Bienenwachs und das Emulsan geschmolzen sind, kommt das Rosenhydrolat dazu.

2 ml D-Panthenol (= Vitamin-B_5-Komplex) sowie 2 Tropfen Lavendel fein (*Lavandula angustifolia*) und 2 Tropfen Mandarine rot (*Citrus reticulata*) untermischen und die gut durchgerührte Masse (geht am besten mit einem kleinen Mixer) in Tiegel füllen.

Haltbarkeit der Creme: ca. 3 Monate.

NEURODERMITIS BEIM BABY

Oft wird schon bei den ganz Kleinen die Diagnose „Neurodermitis“ gestellt. Diese Erkrankung ist oftmals genetisch bedingt – beispielsweise, wenn ein Elternteil unter einer Allergie leidet. Ausgelöst wird die Neurodermitis durch ganz unterschiedliche Stoffe – einerseits von außen, andererseits aber oftmals auch durch die Ernährung.

In jedem Fall ist die Haut in Mitleidenschaft gezogen und sollte daher im Mittelpunkt der Pflege stehen. Als Pflegeöl eignet sich eine Mischung, in der auch Nachtkerzenöl enthalten ist. Nachtkerzenöl ist reich an γ-Linolensäure. Allerdings sollte in diesem Fall auf ätherische Öle vorerst einmal verzichtet werden. Später, wenn die Kinder etwas älter sind, können dann auch ätherische Öle beigegeben werden (allerdings bitte IMMER schwach dosiert!).

NEURODERMITIS-ÖLMISCHUNG FÜR BABYS

» 20 ml Mandelöl süß (*Prunus dulcis*)
» 6 ml Aloe-Vera-Öl (*Aloe vera*)
» 4 ml Nachtkerzenöl (*Oenothera biennis*)

Bis zum 6. Lebensmonat sollten Sie für Ihr Baby auf ätherische Öle in der Mischung grundsätzlich verzichten.

NEURODERMITIS-ÖLMISCHUNG FÜR KLEINKINDER

ab etwa 6 bis 9 Monate
» 20 ml Mandelöl süß (*Prunus dulcis*)
» 6 ml Aloe-Vera-Öl (*Aloe vera*)
» 4 ml Nachtkerzenöl (*Oenothera biennis*)
» 2 Tropfen Rose in Jojoba (*Rosa damascena*)
» 2 Tropfen Lavendel fein (*Lavandula angustifolia*)
» 2 Tropfen Manuka (*Leptospermum scoparium*)
» 1 Tropfen Cistrose (*Cistus ladanifer*)

ERSTE HILFE BEI WINDELDERMATITIS

Hier wird immer eine Waschung mit Rosenhydrolat an erster Stelle stehen!

Zur weiteren Pflege gibt es eine Ölmischung, die auch als Salbe gerührt werden kann (***Grundrezepte für Salben*** siehe S. 185):

WINDELDERMATITIS-ÖLMISCHUNG

» 20 ml Mandelöl (*Prunus dulcis*)
» 10 ml Ringelblumenöl (*Calendula officinalis*)
» 2 Tropfen Lavendel fein (*Lavandula officinalis*)
» 3 Tropfen Manuka (*Leptospermum scoparium*)

Eine andere ***Mischung*** könnten Sie ebenfalls bei Windeldermatitis verwenden:
» 30 ml Mandelöl (*Prunus dulcis*)
» 4 Tropfen Rosenholz (*Aniba rosaeodora*)
» 1 Tropfen Lavendel fein (*Lavandula angustifolia*)

Verwendet man ein Hydrolat für die Baby- und Kleinkindpflege, so muss es unbedingt frei von Alkohol sein! (Achtung auf die Produktdeklaration!)

BABYPUDER

Das Babypuder verhindert das Wundwerden besonders in den Falten und umhüllt die Babyhaut mit einem zarten Film.

» 30 g Reispuder
» 15 g Bolus alba (= weiße Heilerde)
» 2 g Mandelöl süß
» 2 Tropfen Lavendel fein
Die Zutaten in ein Schraubverschlussglas geben und gut miteinander verschütteln.

ZAHNEN

Wenn Babys zahnen, dann schmerzt das Bäckchen und alles „trieft“. Hier hilft – ergänzend zu Globuli – vor allem ein sanftes Öl, das man auf der Außenseite des Bäckchens dünn aufträgt.

BÄCKCHEN-ÖL FÜR ZAHNENDE BABYS

» 20 ml Mandelöl süß (*Prunus dulcis*)
» 1 Tropfen Kamille römisch (*Chamamaelum nobile)*

DURCHFALL

Bei Durchfall hilft ein fein ***geriebener Apfel***. Man gibt ihn löffelweise zu essen. Das im Apfel enthaltene Pektin hilft dabei, die Verdauung zu regulieren, und kann so auch den Durchfall eindämmen.

Eine Alternative dazu ist der

TEE AUS HEIDELBEEREN GEGEN DURCHFALL

2 Esslöffel getrocknete Heidelbeeren setzt man mit 1 Tasse Wasser kalt an, dann werden sie zum Kochen gebracht. Ca. 10 Minuten köcheln, abseihen. Bis zu drei Mal täglich sollte man davon eine Tasse trinken.

Bitte NIEMALS mit frischen Heidelbeeren Tee machen, dieser würde abführend wirken!

Hat Ihr Kind Durchfall, dann ist es wichtig, die Flüssigkeitszufuhr zu kontrollieren. Gutes Leitungswasser oder stilles Mineralwasser, aber auch eine leichte, fettfreie Gemüsebrühe helfen, den Flüssigkeitshaushalt zu stabilisieren.

WAS TUN BEI EINEM „SCHREIBABY“?

Schreibabys sollten in erster Linie von einer Cranio-Sacral-Therapeutin behandelt werden, da das Schreien der Kinder oftmals auf Schmerzen beruht, die während der Geburt entstanden sind, meist durch kleinste Wirbelverschiebungen oder durch eine stressige Geburtsphase.

Dennoch können wir auch hier mit unseren ätherischen Ölen und mit liebevoller Zuwendung eine Erleichterung für den kleinen Erdenbürger entstehen lassen. Oftmals reicht es schon, das ***Badewasser*** mit einer kleinen Menge Rosenhydrolat anzureichern. Auch eine sanfte Pflege mit der ***Beruhigungsmischung*** kann unterstützen.

BERUHIGUNGSMISCHUNG

» 30 ml Mandelöl süß (*Prunus dulcis*)
» 2 Tropfen Rose (*Rosa centifolia, Rosa damascena*)
werden in einem Fläschchen gemischt und davon ein paar Tropfen für die Hautpflege nach dem Bad verwendet.

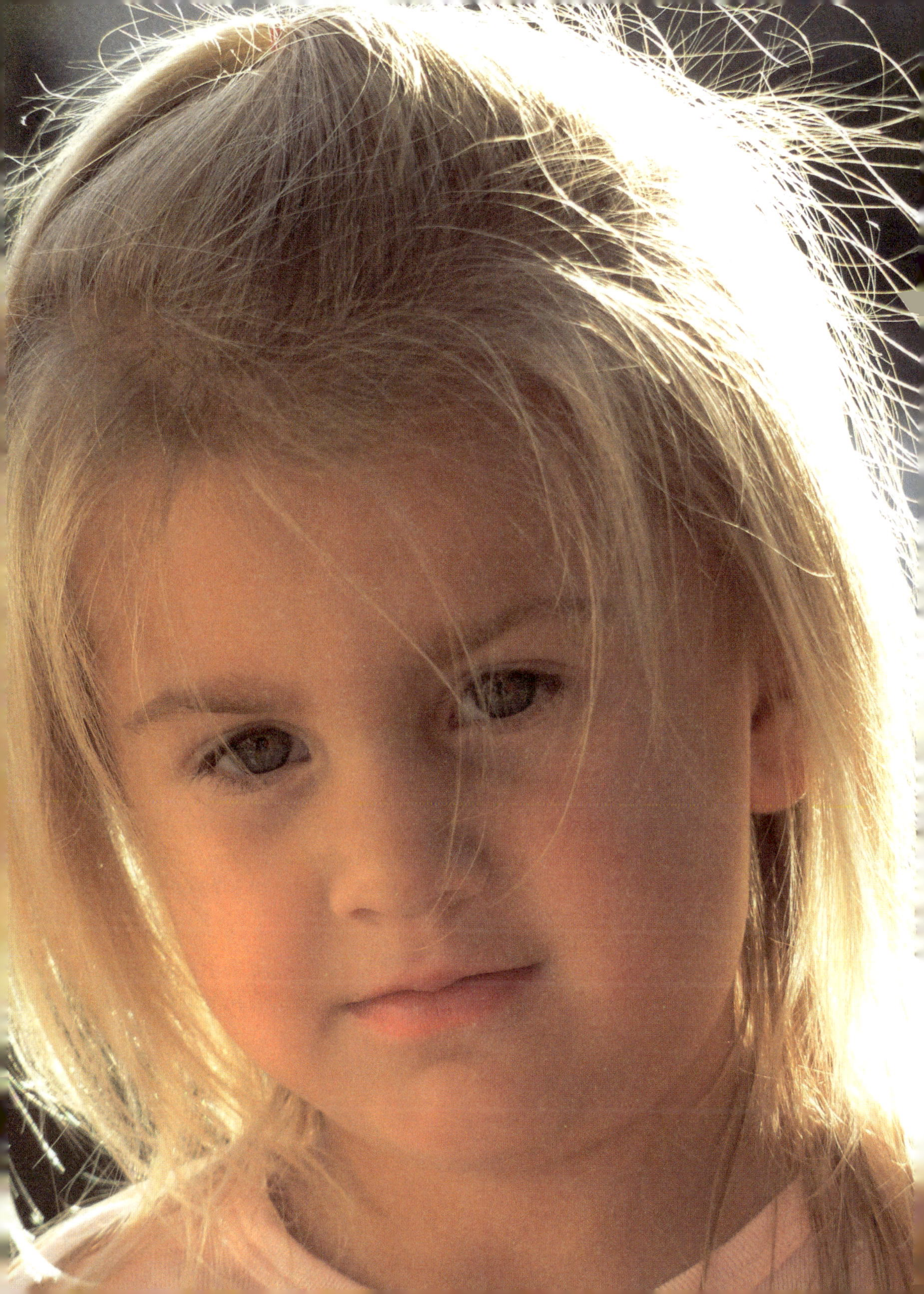

Kindergarten und Grundschule

Im Kindergarten und in den ersten Schuljahren sind unsere Kleinen oftmals mit vielfältigen Kinderkrankheiten konfrontiert.

Windpocken, Scharlach, Masern und Co sind häufig, aber auch regelrechte „Epidemien“ in Form von Erkältungskrankheiten.

Vor all diesen Erkrankungen kann man Kinder letztlich nicht bewahren – und das ist auch gut so! Denn nur, wenn in der Kindheit die Kinderkrankheiten auch durchlebt wurden, hat man später als Erwachsener genügend Abwehrstoffe bereit.

Leider können wir „echte“ Kinderkrankheiten nicht mit ätherischen Ölen und Kräutern bekämpfen, wir können aber die Begleiterscheinungen mildern bzw. die Selbstheilungskräfte unserer Kinder damit unterstützen.

DREITAGESFIEBER

Hier sollten Sie einerseits die Raumluft erfrischen und desinfizieren – dazu verwenden Sie am besten einen ***Raumspray*** (Herstellung siehe S. 184).

Außerdem hilft eine ***Waschung*** mit Rosen- oder Lavendelhydrolat, dass sich Ihr Kind wieder wohler fühlt.

Mumps (wird auch „Ziegenpeter“ genannt) und ***Scharlach*** sind immer auch mit Halsschmerzen verbunden. Gegen diese Halsschmerzen hilft folgende Mischung:

ÖLMISCHUNG BEI HALSSCHMERZEN

- 25 ml Ringelblumensalbe (Rezept siehe S. 200 oder aus der Apotheke)
- 2 Tropfen Angelikawurzelöl (*Angelica archangelica*, ätherisches Öl)
- 2 Tropfen Cajeput (*Melaleuca cajeputi*)
- 2 Tropfen Zitrone (*Citrus limon*)

Die Zutaten gut vermischen, sanft auf dem Hals auftragen und darüber locker ein warmes Halstuch binden.

In der kalten Jahreszeit bietet sich für unsere Kinder ein spezielles ***„Vorsorgeprogramm“*** mit ätherischen Ölen oder mit Kräuterzusätzen an: das ***Fußbad.***

In eine große Waschschüssel füllen Sie angenehm warmes Wasser. Da hinein kommt nun folgende Mischung:

VORSORGE-FUSSBAD

- 1 Esslöffel Totes-Meer-Salz
- 2 Tropfen Lavendel fein (*Lavandula angustifolia*)
- 1 Tropfen Cajeput (*Melaleuca cajeputi*)
- ½ Handvoll getrocknete Lavendel- oder Rosenblüten

Füßchen hinein und drinnen bleiben, solange es angenehm warm ist.

Anstelle der Salzmischung können Sie auch eine Tasse Kräutertee ins Wasser mischen, auch das tut gut und unterstützt das Immunsystem.

Anschließend können die Kinderfüße noch mit einem feinen *Massageöl* eingecremt werden:

MASSAGEÖL

» 30 ml Mandelöl süß (*Prunus dulcis*)
» 2 Tropfen Lavendel fein (*Lavandula angustifolia*)
» 1 Tropfen Benzoe Siam (*Styrax tonkinensis*)
» 4 Tropfen Orange süß (*Citrus sinensis*)

Tipp von Anna (7 Jahre):

„Das könnte ich wirklich jeden Tag bekommen. So angenehm!"

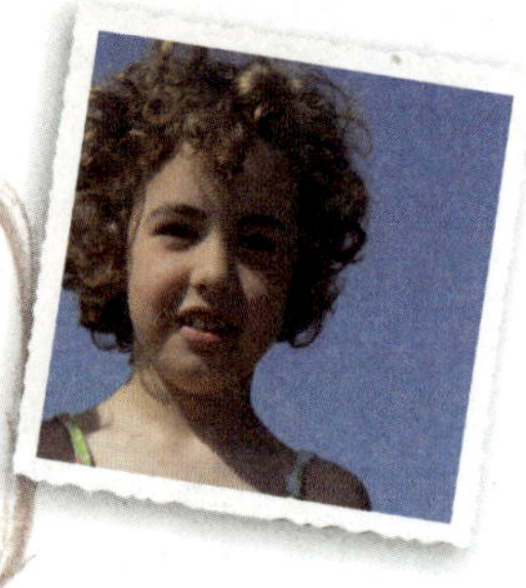

WINDPOCKEN

Bei Windpocken kann man nicht nur eine Schüttelmixtur (siehe S. 187) gegen den Juckreiz und die entzündeten Bläschen einsetzen, sondern auch eine

WINDPOCKEN-ÖLMISCHUNG

» 5 ml Calophyllum-Inophyllum (fettes Pflanzenöl)
» 5 ml Ringelblumenöl (*Calendula officinalis*)
» 2 Tropfen Cistrose (*Cistus ladanifer*)
» 1 Tropfen Lavendel fein (*Lavandula angustifolia*)
» 2 Tropfen Niaouli (*Melaleuca quinquenervia*)

Füllen Sie die Mischung in ein kleines Fläschchen und betupfen Sie die Bläschen damit.

Bevor Sie die Ölmischung auftragen, sollten Sie die Haut mit dem milden Melissenhydrolat einsprühen. Das beruhigt zusätzlich.

KEUCHHUSTEN UND PSEUDOKRUPP

Beide – sowohl Keuchhusten als auch Pseudokrupp – sind für Ihr Kind sehr anstrengend. Um das Atmen zu erleichtern, empfiehlt sich eine

RAUMBEDUFTUNG BEI KEUCHHUSTEN UND PSEUDOKRUPP

» 5 Tropfen Zypresse (*Cupressus sempervirens*)
» 1 Tropfen Lavendel fein (*Lavandula angustifolia*)
» 1 Tropfen Cajeput (*Melaleuca cajeputi*)
» 3 Tropfen Grapefruit (*Citrus paradisi*)

miteinander mischen und davon maximal 3 Tropfen in die Duftlampe geben.

Helena, Alex und die weißen Tupfen

Die Geschichte mit den Windpocken

*

Tante Lisi aus dem Kindergarten ruft bei Helena und Alex zu Hause an: „Im Kindergarten gibt es Windpocken. Bitte schauen Sie genau, ob Ihre Kinder auch rote Tüpfelchen bekommen. Wenn ja, dann sollen sie bitte nicht in den Kindergarten kommen, damit sie die anderen Kinder nicht anstecken."

Die Mama seufzt! Windpocken gerade jetzt, wo es endlich Schnee zum Schifahren gibt! Da kann man nichts machen.

Sie ruft Helena: „Wir müssen mal schauen, ob du kleine rote Tupferln am Bäuchlein hast, Leni." „Hab ich doch nicht, Mama!" „Lass uns trotzdem nachschauen", meint die Mama. „Oje, da sind ja welche in deinem Nacken. Und hier auf deinem Bäuchlein. Wir werden wohl zum Arzt gehen, damit wir wissen, ob es wirklich Windpocken sind."

„Was ist mit dem Alex, Mama?", fragt Helena. „Hat der Alex keine Tupferln?" „Ich muss erst noch nachschauen, Lenchen!"

„Alex, komm bitte auch mal her", ruft die Mama. Und Alex hüpft herbei. Die Mama schaut auch Alex an, aber er hat noch keine Tupferln. Also fährt sie mit Helena zum Arzt. Der lächelt und meint: „Windpocken dauern ein paar Tage, wenn die kleinen Bläschen abgeheilt sind, dann darfst du auch wieder in den Kindergarten, Helena."

„Mama, können wir die Omi anrufen?", fragt Helena. Die Mama wählt die Nummer von Oma und erzählt ihr, dass Helena Windpocken hat.

„Schafblattern hast du, mein Mäuschen!", ruft die Oma vergnügt. „Da komm ich doch gleich und bring meine Zaubermischung mit."

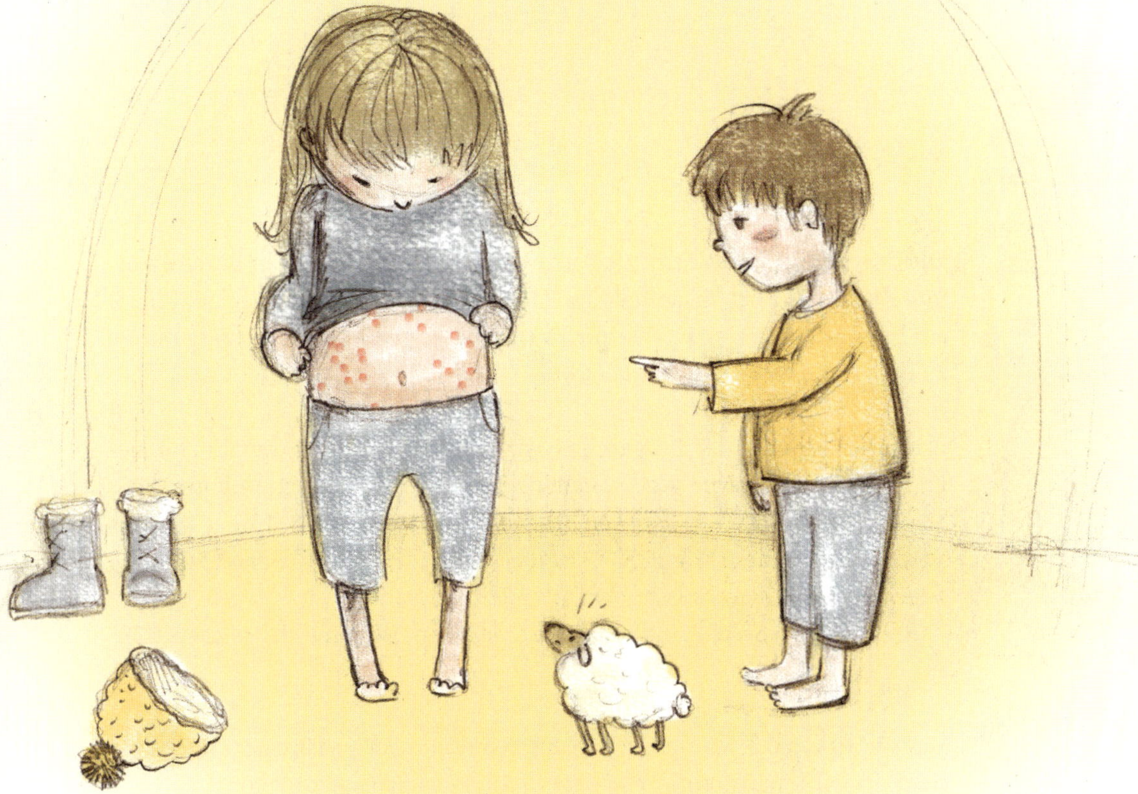

Die Oma kommt mit ihrer Schüttelmixtur und tupft auf jedes kleine Bläschen einen weißen Punkt. Das schaut lustig aus und tut Helena gut. Denn die Bläschen haben bereits zu jucken begonnen. Die Schüttelmixtur beruhigt die Haut und plötzlich juckt es nicht mehr!

Oje, eine Woche später hat auch Alex Tupferln auf seinem Bäuchlein. Aber zum Glück hat ja die Mama auch für ihn die weiße Schüttelmixtur von der Oma, und jetzt haben beide Kinder überall weiße Tupfen. Der Papa nennt die Windpocken nicht Windpocken, er sagt zu den Kindern: „Jetzt habt ihr beide Schafblattern, meine beiden Schäfchen." Zwei Namen für eine Krankheit, meint Helena, hat sie auch noch nie gehört!

„Weiß wie der Schnee sind eure Tupferln jetzt", meint Papa. „Der Schnee auf der Wiese bleibt schon noch ein paar Tage liegen und wenn ihr beide wieder gesund seid, gehen wir alle gemeinsam zum Schifahren."

*

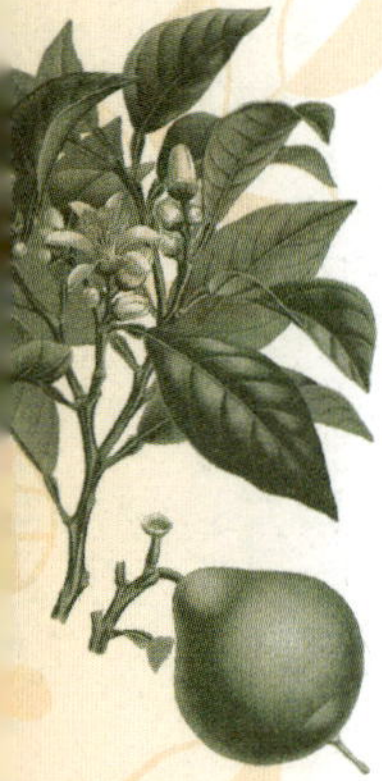

Bergamotte

Citrus bergamiae

Die Bergamotte ist eine Zitruspflanze, eine Kreuzung zwischen Bitterorange und Zitrone. Sie hat birnenförmige Zitrusfrüchte, die gleichzeitig mit Blüten am Baum zu finden sind. Wie alle Zitrusfrüchte gehört auch die Bergamotte zu den Rautengewächsen (*Rutaceae*).

Das ätherische Öl der Bergamotte wird aus den Schalen der Früchte gewonnen. Es wird gerne gegen Hautentzündungen eingesetzt, in Form einer ***Schütteltinktur bei Windpocken*** beispielsweise (siehe S. 187), aber auch als Balsam. Eine andere Möglichkeit ist die Verwendung bei Blasenentzündung oder in einem Gurgelwasser bei Halsentzündung.

Es ist leicht fiebersenkend, wenn Sie es in einem Wadenwickel (siehe S. 139) einsetzen.

Das Öl wirkt auch sehr gut, wenn das Schulkind beispielsweise unter Stress steht: Es wirkt harmonisierend bei emotionalen Schwankungen.

ANGST UND DEPRESSION

HARMONISIERENDE DUFTLAMPEN-MISCHUNG

» 5 Tropfen Bergamotte (*Citrus bergamiae*)
» 3 Tropfen Lavendel fein (*Lavandula angustifolia*)
» 2 Tropfen Neroli (*Citrus aurantium ssp. aurantium flos.*)
» 1 Tropfen Zirbelkiefer (*Pinus cembra*)

werden gemischt und davon 2 Tropfen in die Duftlampe gegeben.

GURGELLÖSUNG BEI INFEKTIONEN IM MUND- UND RACHENRAUM

» 2 Tropfen Bergamotte (*Citrus bergamiae*)
» 1 Tropfen Cajeput (*Melaleuca cajeputi*)
» 1 Teelöffel Sole (Salzlösung)
werden gemischt. In ein Glas mit warmem Wasser geben und damit gurgeln.

Bitte nur bei Kindern anwenden, die bereits in der Lage sind, zu gurgeln und dann auszuspucken!

Tipp von Anna (7 Jahre):

„Beim Gurgeln kann man richtig gut musizieren. Probier's mal aus – es kommen richtig lustige Geräusche zustande! Hihi!"

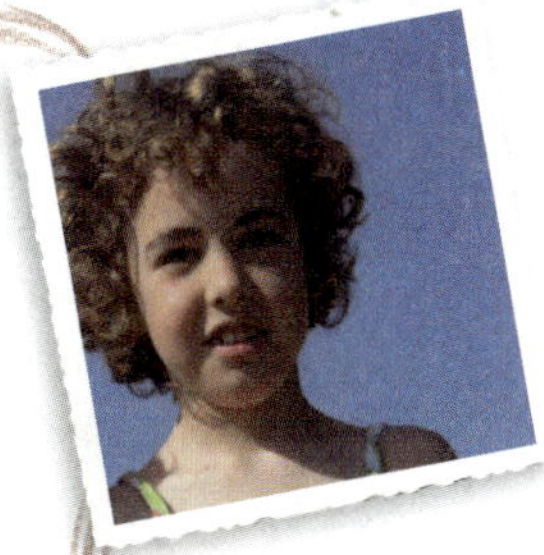

BLASENENTZÜNDUNG

Ein Sitzbad mit Bergamotte-Öl kann Linderung verschaffen:

SITZBAD BEI BLASENENTZÜNDUNG

4 Tropfen Bergamotte emulgieren Sie bitte in einem Esslöffel Kaffeeobers und geben Sie diese Mischung in eine Waschschüssel, in der das Kind sitzen kann. Warmes (nicht heißes!) Wasser dazuleeren, vermischen.

Das Kind sollte maximal 10 Minuten im Wasserbad sitzen.

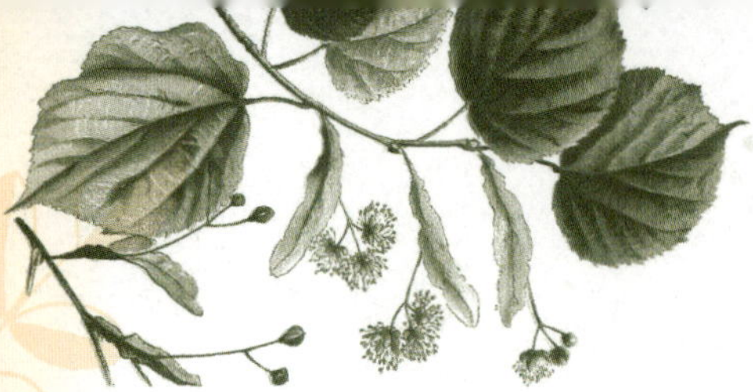

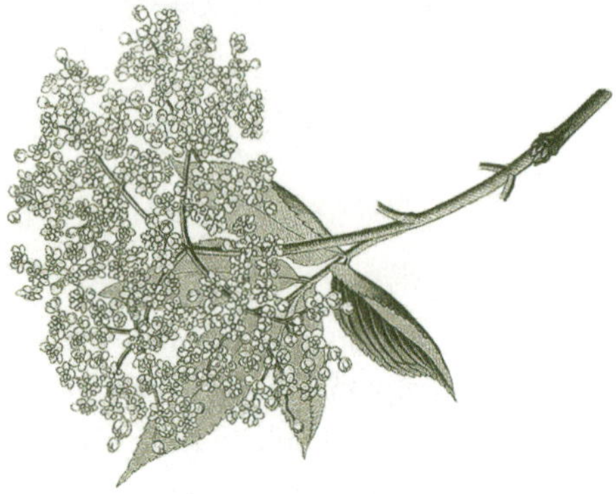

Lindenblüten und Holunder

Fieber (lat. *febris*) ist – laut Klinischem Wörterbuch Pschyrembel – *„eine Erhöhung der Körpertemperatur als Folge einer Sollwertverstellung im hypothalamischen Wärmeregulationszentrum"*.

Letztlich haben wir es mit einer gesunden Körperreaktion zu tun: Der Körper setzt sich mit den Angriffen von Viren, Bakterien, Allergien oder Fremdkörpern auseinander, er wehrt sich dagegen. Durch eine Erhöhung der Körpertemperatur auf 38,5 °C oder mehr werden die Lebensbedingungen sowohl der Bakterien als auch der Viren stark eingeschränkt. Auch die Giftstoffe, die von der bakteriellen oder viralen Bedrohung ausgehen, können schneller vom Körper ausgeschieden werden.

Daneben ist Fieber auch bei der Bildung körpereigener Abwehrstoffe maßgeblich beteiligt.

Eine Temperatur von 39 °C ist günstig für die Tätigkeit der sogenannten „Phagozyten" (Fresszellen), die eingedrungene Krankheitserreger „wegräumen".

Wenn wir Fieber also voreilig durch fiebersenkende Maßnahmen reduzieren, so besteht gerade beim Kind die Gefahr, dass wir damit den natürlichen Heilungsprozess stoppen.

Kinder bekommen schnell hohes Fieber zwischen 39 °C und 40 °C. Das ist so lange nicht alarmierend, solange es ihnen dabei gut geht.

Sollte das Fieber auf über 40 °C steigen, MUSS der Arzt geholt werden.

Ebenso, wenn das Kind sehr unruhig ist, wenn es unter Asthma oder Epilepsie leidet, aber auch wenn das Fieber mit zunehmenden Hals-, Ohren- oder Kopfschmerzen einhergeht, in jedem Fall aber dann, wenn das Kind auch unter Brechdurchfall leidet.

Wichtig ist es in jedem Fall, Ihrem kranken Kind ausreichend Flüssigkeit zuzuführen.

Zwei alte Hausmittel, die besonders bei Fieber eingesetzt werden können, sind Lindenblütentee und Holunderblütentee. Beide unterstützen zwar das Fiebern, helfen aber gleichzeitig, das Fieber auch wieder zu senken.

Und die Tees schmecken auch noch!

„FIEBERTEE“

Aus Lindenblüten und Holunderblüten lässt sich ein wohlschmeckender Fiebertee für Kinder herstellen. Der Tee ist schweißtreibend und hilft auf diese Weise, das Fieber zu senken.

LINDENBLÜTENTEE

kann Ihr Kind bereits mit 9 Monaten bekommen. Dazu wird 1 Teelöffel Lindenblüten mit einer Tasse heißem Wasser überbrüht, 5 Minuten ziehen lassen und etwas abkühlen. Schluckweise trinken. Dieser Tee kann natürlich auch mit Agavensirup, Ahornsirup oder Birkenzucker leicht gesüßt werden, er schmeckt aber auch ohne Zuckerzusatz sehr gut.

Auch aus ***Holunderblütentee*** (vom schwarzen Holunder – *Sambucus nigra*) kann ein guter Fiebertee hergestellt werden. Hier gilt die Dosierung ebenfalls wie beim Lindenblütentee. Und natürlich ist auch eine Mischung der beiden Tees möglich.

Das Hollermandl und die Lindenblütenfee

*

In unserem Garten steht eine große, alte Linde. Sie wird von einem Hollerstrauch eng umschlungen, so als hätte der Holler sich in die Linde verliebt. Stamm an Stamm stehen die beiden da und man hat das Gefühl, als würde der Hollerstrauch von der Linde beschützt, so hoch ragt sie über ihm auf.

Ich habe unter der Linde auch ein Platzerl gefunden, direkt neben dem Hollerstrauch steht im Sommer ein gemütlicher Korbstuhl und da sitze ich gerne, wenn es sehr warm ist, und höre den Bienen zu, wie sie eifrig in der Krone der Linde summen.

Vor ein paar Tagen – es war schon dämmrig – hörte ich draußen im Garten jemanden unter der Linde singen:

„Hollermandl und Lindenfee trinken gerne Blütentee.
Hast du Fieber, hilft er dir. Was du brauchst, findest bei mir.
Musst im Frühling Blüten pflücken,
musst dich strecken und auch bücken.
Dann gewinnst im Winter Kraft durch den guten Blütensaft."

Nun wurde ich neugierig und so ging ich aus dem Haus zur Linde hinüber. Da sah ich ein kleines, bunt gekleidetes Männchen, das unter dem Hollerbusch saß und immer wieder dieses Liedchen sang.

„Wer bist du und was machst du da unter meinem Hollerbusch?", fragte ich. „Ich bin das Hollermandl", sagte das Männchen und zwinkerte mit dem linken Auge. „Weißt du denn nicht, dass in jedem Hollerbusch ein Holler-

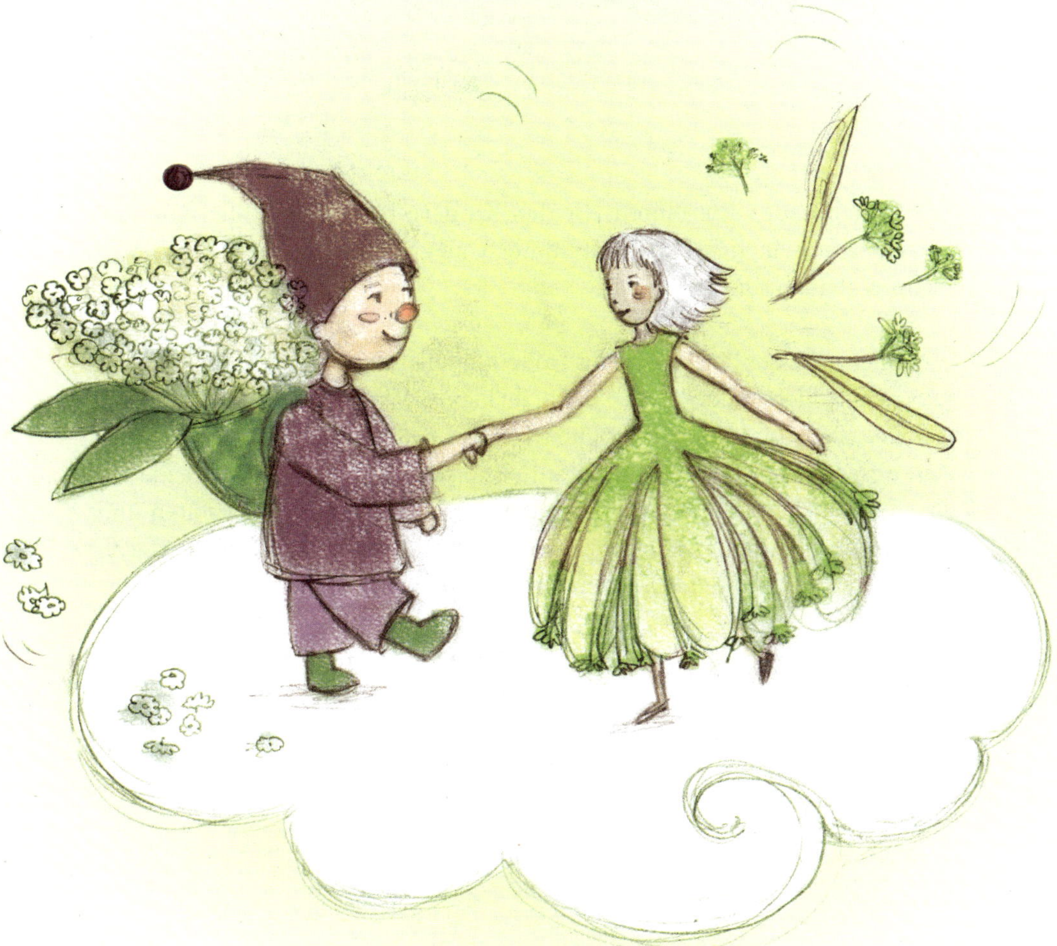

mandl wohnt?“ Das musste ich verneinen, ich wusste das wirklich nicht.

„Sammle doch die Blüten von meinem Strauch, das wird dir im Winter helfen, wenn eins von den Kindern krank wird und Fieber bekommt. Mach aus den Blüten einen köstlichen Tee, dann wird es schnell wieder gesund sein.“ Sprach es und verschwand im Blätterkleid des Hollerstrauchs.

Ich drehte mich um und wollte wieder ins Haus zurück, als ich eine liebliche Stimme hinter mir hörte: „So warte doch“, klang es aus der Linde. „Warte noch ein wenig!“ Also sah ich wieder zur Linde hin. Und da schwebte doch wirklich eine wunderhübsche Fee aus der Krone der Linde herab. Sie trug ein gelb-grünes Kleid, über und über bestickt mit Lindenblüten.

„Auch ich habe süße Blüten, die den Kindern bei Fieber helfen können. Mach daraus einen Tee, der hilft immer. Und er hilft nicht nur bei Fieber, er schmeckt auch sonst recht gut."

„Meiner ist besser", meinte da das Hollermandl und steckte seine Nase wieder aus dem Hollerstrauch heraus. „Ach, du kleiner Wicht", sagte die Lindenblütenfee, „sie kann ja auch die Blüten von uns beiden mischen! Sieh nur, wie gut unsere Blüten zusammenpassen!" Und sie mischte in mein Pflückkörbchen, das neben dem Korbsessel unter der Linde stand, Hollerblüten und Lindenblüten zusammen. Das gab ein hübsches Bild: Weiß und gelblich-grün leuchteten sie aus dem Körbchen heraus. Und wie das duftete!

„Danke euch beiden", sagte ich. Und da verschwanden beide – die Nase vom Hollermandl in den Blättern vom Hollerbusch und die Lindenblütenfee – ja, wo war denn die hingekommen?

Ich nahm das Körbchen mit den Blüten und ging damit ins Haus …

*

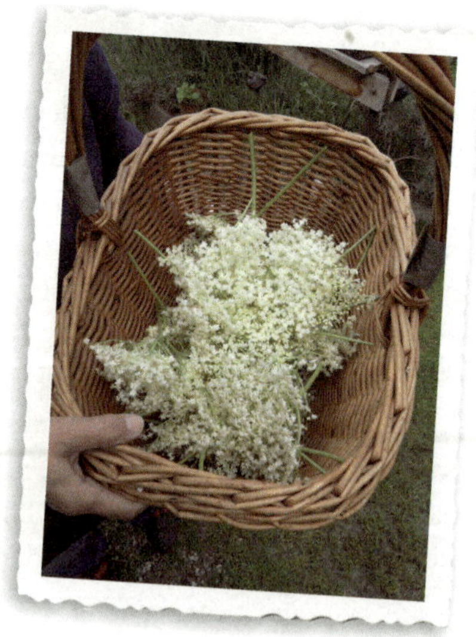

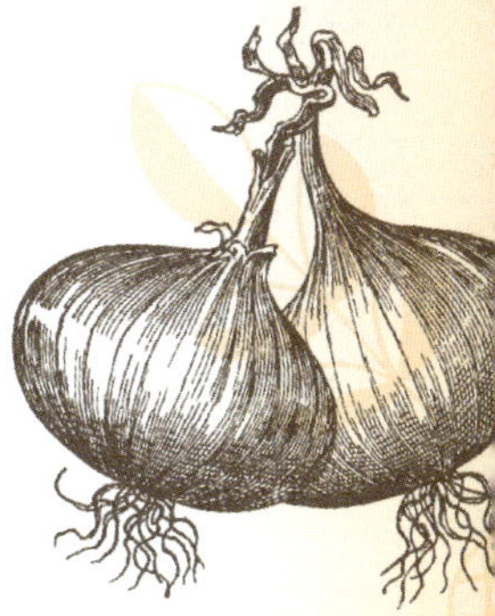

„Heile, heile Segen,
sieben Tage Regen, sieben Tage Schnee,
tut dem Kind schon nicht mehr weh.“

Kinderreim

Wickel und Kompressen

Mit den verschiedensten Zusätzen haben sie sich schon seit vielen hundert Jahren bei allen möglichen Beschwerden bewährt. Wickel sind aber nicht nur bei akuten Beschwerden hilfreich, so mancher Wickel bietet sich auch als vorbeugende Maßnahme an.

Ich möchte hier auf einige Anwendungen mit Wickeln und Kompressen etwas näher eingehen:

Besonders ***hilfreich bei Fieber*** ist ein ***feuchter Wadenwickel***, den Sie entweder mit Apfelessig-Wasser oder mit ein paar Tropfen Zitronensaft herstellen können. Sie sollten ihn allerdings erst ab einer Temperatur von 38,5 °C anwenden, denn das Fieber hat ja Sinn.

Der Wadenwickel sollte so lange oben bleiben, solange es dem Kind angenehm ist. Nach dem Entfernen sollte in jedem Fall nachgeruht werden, auch wenn das Fieber gesunken ist.

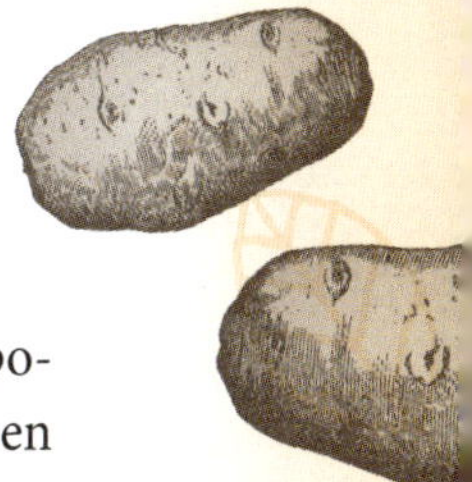

Zwiebeln und Kartoffeln

Zwiebeln und Kartoffeln hat man zumeist daheim – eine ideale Notfallapotheke! Aber was kann man damit tun und wofür setzt man sie ein? Sie haben vielleicht schon einmal von einem Zwiebelwickel gehört und wollten schon immer einen Kartoffelwickel ausprobieren? Es ist gar nicht so schwer!

Zwiebelwickel und „Zwiebelsocken“

ZWIEBELWICKEL

setzt man gerne bei Ohrenschmerzen ein. Dazu benötigt man
» 1 Zwiebel
» 1 dünnes Tuch
» 1 großen Wattebausch
» 1 Stirnband

Das Stirnband, der Wattebausch und das Tuch werden leicht angewärmt. Von der Zwiebel entfernt man die braune Schale. Dann werden die äußeren Ringe der Zwiebel abgeschält und mit der Innenseite nach unten auf das angewärmte Tuch gelegt. Einschlagen, sodass die Zwiebeln darin nicht herausrutschen. Man wärmt das Tuch mit den Zwiebeln im Backrohr nochmals ein wenig an und quetscht anschließend die Zwiebeln mit den Händen flach, bis der Saft austritt und das Tuch anfeuchtet.

Das Päckchen wird nun unter das Stirnband geschoben, direkt über das schmerzende Ohr, und der Wattebausch wird zwischen Stirnband und Päckchen gesteckt.

Auf der Seite, wo der Zwiebelsaft austritt, sollte nur eine Lage Stoff sein. Man lässt diese Packung so lange am Ohr, bis die Schmerzen nachgelassen haben.

Der Zwiebelwickel ist ein sogenannter „temperierter Wickel“, er sollte also nicht zu heiß angelegt werden.

ZWIEBELSOCKEN

werden vor allem bei kalten Füßen, bei Erkältungen und auch bei einer Blasenentzündung hilfreich eingesetzt. Auch die Zwiebelsocken gehören zu den temperierten Anwendungen.

Man benötigt dafür:

» 2 Zwiebeln
» 2 dünne Baumwolltücher
» Wollsocken

Die Zwiebeln werden grob geschnitten und auf die Baumwolltücher verteilt. Die Tücher werden eingeschlagen und im Backrohr angewärmt. Dann zerquetscht man die Zwiebeln in den Tüchern und legt sie auf die Fußsohlen, Wollsocken darüberziehen und eine Wärmeflasche zu den Zehen legen, damit die Füße warm bleiben können.

Für ein paar Stunden lässt man die Socken an.

ZWIEBELSIRUP

Ja, auch den gibt es und er schmeckt gar nicht schlecht:

2 Zwiebeln werden in kleine Stücke geschnitten und gemeinsam mit 200 ml Wasser und 1 Esslöffel Honig so lange vorsichtig geköchelt, bis der Sirup eindickt. Rasch abseihen und noch einen zusätzlichen Esslöffel Honig einrühren.

Der Sirup lindert Hustenreiz, ist schleimlösend und entzündungshemmend.

Tipp von Julia (5 Jahre):

„Der Sirup schmeckt gar nicht „zwiebelig" – hmhm! Aber süß!"

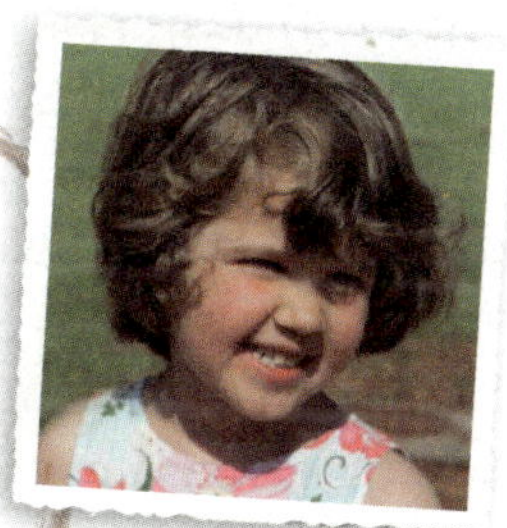

KARTOFFELWICKEL

Ein Kartoffelwickel zählt zu den heißen Anwendungen. Man verwendet ihn vor allem bei Husten und Bronchitis, aber auch bei Blasenentzündung kann er eingesetzt werden, wenn der Arzt damit einverstanden ist.

Man benötigt dafür:

» 4 gekochte Kartoffeln
» 1 Innentuch
» etwas Leukoplast (Fixierpflaster)
» 1 Zwischentuch
» 1 Außentuch
» 1 Wärmeflasche oder ein angewärmtes Kirschkernkissen

Die gekochten Kartoffeln werden samt Schale auf das Innentuch gelegt. Die Ränder des Tuchs werden auf allen 4 Seiten eingeschlagen, sodass die Kartoffeln gut eingepackt sind. Nun werden sie mit der Faust zerdrückt, bis sie ganz weich sind.

Die Kompresse ist nun ganz flach und wird mit Leukoplast zugeklebt, damit sie nicht aufgehen kann.

Für den Brustwickel wird nun zuerst eine Wärmeprüfung gemacht: Der Wickel sollte nicht zu heiß sein (Prüfen Sie die Temperatur am besten mit Ihrer Wange: Wenn es für Sie angenehm ist, ist es meist gerade schon gut für Ihr Kind). Legen Sie das Kartoffelpackerl nun auf die Brust des Kindes. Vorsichtig bitte, damit Sie das Kind nicht verbrühen!

Danach kommt das Zwischentuch darüber, über das Zwischentuch wickelt man schließlich das Außentuch.

Man hält den Wickel mit einer Wärmeflasche oder einem angewärmten Kirschkernkissen (auch ein vorgewärmtes Schafwollpolsterl eignet sich hervorragend) auf angenehmer Temperatur. Solange er als angenehm warm empfunden wird, darf er auf der Brust des Kindes liegen bleiben.

Wenn Sie den Wickel entfernt haben, empfiehlt sich die Hautpflege mit dem Balsam mit Rosenholzöl.

„Versuche niemals jemanden so zu machen,
wie du selbst bist. Du solltest wissen,
dass einer von deiner Sorte genug ist."

Ralph Waldo Emerson

Was ist eigentlich „ADHS"?
Was ist „ADS"? Und was kann man dagegen tun?

Die Abkürzung „ADHS" bedeutet „Aufmerksamkeitsdefizit-/Hyperaktivitätsstörung" und meiner Meinung nach werden lebhafte Kinder oftmals viel zu früh mit dieser „Diagnose" abgestempelt.

„ADS"-Kinder hingegen sind kleine Träumer, die vor allem in einer Phantasiewelt leben.

Grundsätzlich wird bei dieser Diagnose davon ausgegangen, dass verschiedene psychische und soziale Faktoren die Ursache für die Aufmerksamkeitsstörung sind. Als Anzeichen dafür werden vor allem motorische Funktionsstörungen genannt, ebenso fehlende soziale Kontakte, aber auch undefinierbare Ängste, Schlafstörungen und andere psychische Probleme.

Ursachen für Hyperaktivität gibt es sicherlich viele – ganz geklärt ist die Sache leider noch nicht. Man vermutet eine große Bandbreite von Hintergründen, von Nahrungsunverträglichkeit bis hin zu Impfschäden.

Oft schon sind Familien mit ADHS-Kindern in meine Praxis gekommen, weil sie über die Diagnose und die damit verbundenen Medikamente nicht glücklich waren. In den meisten Fällen wurde gar nicht auf die echten Bedürfnisse und Probleme der Kinder eingegangen, sie wurden einfach „abgestempelt".

Haben Sie keine Angst, wenn bei Ihrem Kind festgestellt wird, es hätte ADHS! Ich konnte erfahren, dass eine Kombination aus den richtig ausgetesteten Bachblüten mit ätherischen Öl-Anwendungen für die betroffenen Kinder oftmals eine Verbesserung dieses „Zustands" mit sich bringt.

Dazu können Mütter (und natürlich auch Väter) hier sehr viel Positives beitragen. Eine entsprechende ***Ölmischung zum Auftragen*** auf Rücken und Füße und entsprechende Zuwendung vonseiten der Eltern bewirkt oft, dass das Kind plötzlich „normal" ist.

Meine hier empfohlene Mischung ist sehr entspannend und beruhigend (für Kinder ab ca. 5 Jahren):

BERUHIGENDE ÖLMISCHUNG ZUM AUFTRAGEN

» 25 ml Mandelöl süß (*Prunus dulcis*)
» 25 ml Jojobaöl (*Simmondsia chinensis*)
» 1 Tropfen Vetiver (*Vetiveria zizanioides*)
» 1 Tropfen Atlaszeder (*Cedrus atlantica*)
» 1 Tropfen Vanille (*Vanilla planifolia*)
» 1 Tropfen Benzoe Siam (*Styrax tonkinensis*)
» 2 Tropfen Lavendel fein (*Lavandula angustifolia*)
» 2 Tropfen Blutorange (*Citrus sinensis Mori*)

Die Mischung ist aber nicht nur entspannend, sondern auch ohne Nebenwirkungen – im Gegensatz zu den oftmals verordneten Medikamenten. Die Füße können auch morgens und abends eingestrichen werden.

Die Rückenstreichung sollte vom Kopf in Richtung Beine durchgeführt werden.

Wenn diese Streichungen regelmäßig durchgeführt werden, dann wird es Ihrem Kind in jedem Fall guttun.

ALTERNATIVE ÖLMISCHUNG

Sie können aber beispielsweise auch eine Mischung gemeinsam mit Ihrem Kind zusammenstellen. Zu diesem Zweck lassen Sie es aus den folgenden Düften zwei oder drei aussuchen, die Sie dann mit Mandelöl zu einer Duftmischung kombinieren können. Mischen Sie 6 Tropfen der zusammengestellten Mischung mit 30 ml Mandelöl:

» Mandarine rot
» Kamille römisch
» Lavendel fein
» Rosengeranie
» Vanille
» Sandelholz
» Benzoe
» Tonka
» Myrte

BADEMISCHUNG ZUR ENTSPANNUNG

» 2 Esslöffel Schlagobers
» 1 Teelöffel Honig
» 3 Tropfen des Lieblingsöls Ihres Kindes (aber bitte keine Minze-Öle)

Etwas anders liegt der Fall bei den ***ADS-Kindern***: Sind sie noch keine 7 Jahre alt, so sollte man sie in ihrer eigenen Welt leben lassen. Rudolf Steiner, der große Anthroposoph, hat gesagt, dass die Kleinkindphase erst mit dem Zahnwechsel abgeschlossen ist. Erst dann ist das Kind bereit, ins reale Leben einzutreten.

Aus diesem Grund rate ich den Eltern zumeist, dem Kind vor allem Zeit zum Spielen und Phantasieren zu lassen und es nicht zu sehr zu „be“-drängen. Den Übergang in die Realität von Schule und „normalem“ Alltag erleichtern wir diesen Kindern mit sanften Fußmassagen mit einem

MUNTERMACHER-ÖL

» 20 ml Jojobaöl (*Simmondsia chinensis*)
» 30 ml Mandelöl süß (*Prunus dulcis*)
» 5 Tropfen Grapefruit (*Citrus paradisi*)
» 1 Tropfen Lavandin (*Lavandula intermedia*)
» 1 Tropfen Lavendel fein (*Lavandula angustifolia*)
» 1 Tropfen Benzoe Siam (*Styrax tonkinensis*)

Täglich morgens die Füße damit einstreichen. Das macht munter und wach, aber nicht „aus dem Stand", sondern auf sanfte Weise.

Die Kinder mögen dieses „Muntermacher-Öl" oftmals auch gerne in einen Roll-On gefüllt (da geben Sie einfach 5 ml davon hinein), und Ihr Kind kann sich auch mal unterwegs ein Tröpfchen aufs Handgelenk rollen, daran riechen und sich aktiv, aber dennoch behütet fühlen.

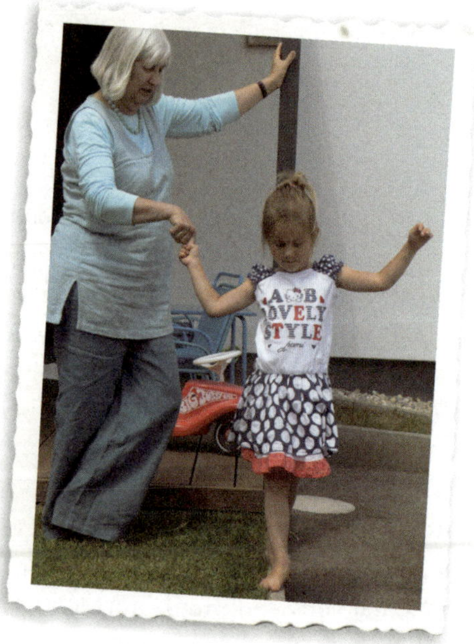

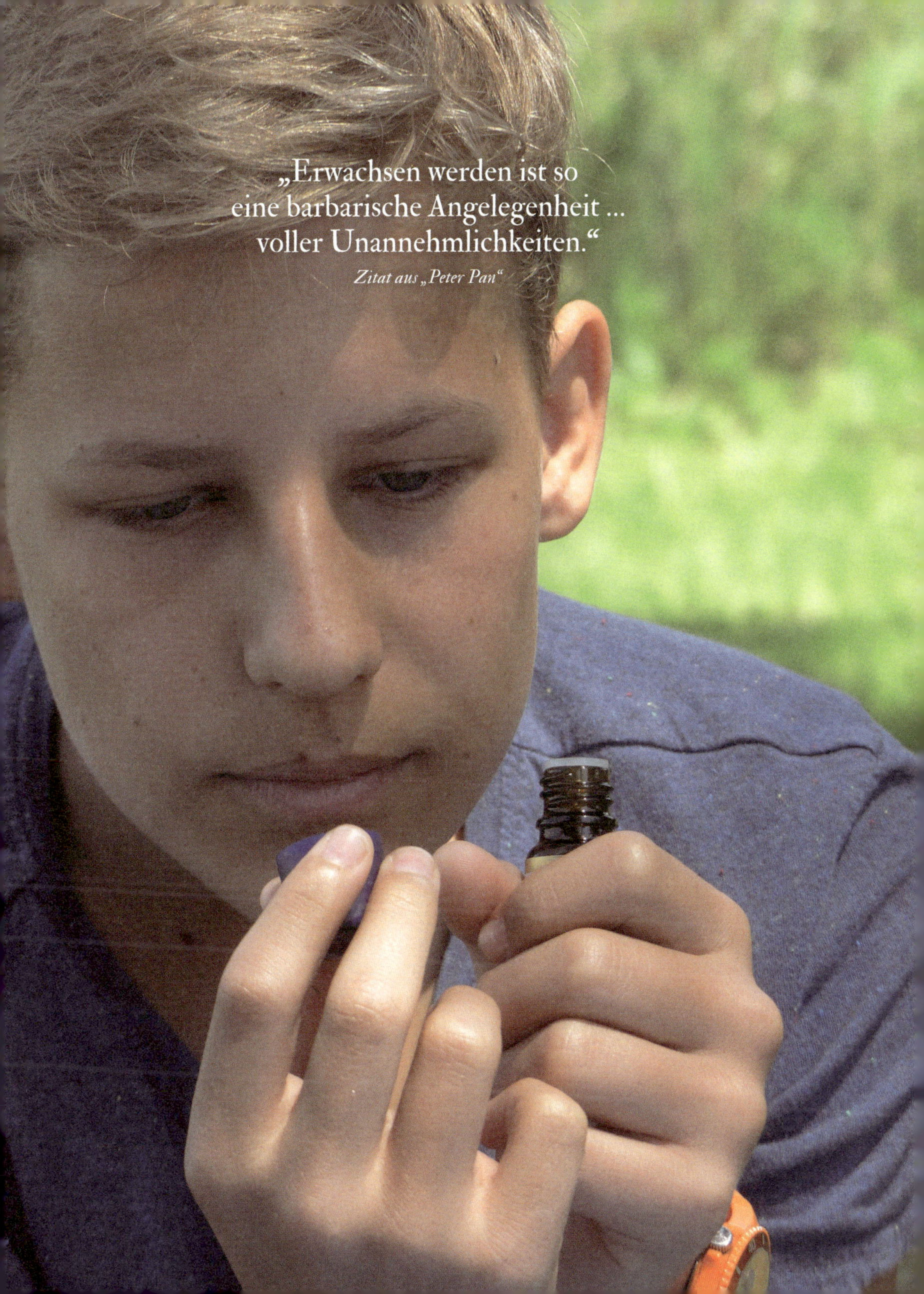

„Erwachsen werden ist so
eine barbarische Angelegenheit …
voller Unannehmlichkeiten."

Zitat aus „Peter Pan"

Pubertät, Erwachsenwerden und Schulstress

In der Pubertät ist man kein Kind mehr, aber erwachsen ist man (leider? zum Glück?) auch noch nicht. Diese Phase im Leben ist meist eine sehr zwiespältige.

Aus diesem Grund sollte man jetzt auch darauf achten, dass die Duftmischungen und Kräuteranwendungen zur inneren Stabilität beitragen.

Von den ätherischen Ölen sind in dieser Phase – egal ob bei Burschen oder Mädchen – besonders die Holzdüfte (Sandelholz) beliebt. Gut geeignet sind aber auch erdende Düfte wie jener der Angelikawurzel. Wenn die Hormone Achterbahn fahren, dann helfen auch schon einmal Rosengeranie oder Muskatellersalbei.

„Keiner mag mich und ich selbst mag mich eigentlich auch nicht." Diese Aussage hört man dann schon mal.

„ICH-MAG-MICH-MISCHUNG"

» 1 Tropfen Patchouli (*Pogostemon patchouli*)
» 1 Tropfen Rosengeranie (*Pelargonium graveolens*)
» 1 Tropfen Muskatellersalbei (*Salvia sclarea*)
» 1 Tropfen Benzoe Siam (*Styrax tonkinensis*)
» 5 Tropfen Grapefruit (*Citrus paradisi*)

Mit dieser Ölmischung kann man verschiedene Produkte herstellen:
» Massageölmischung: die Öle in 50 ml Mandelöl geben
» Duftlampe: von der Mischung 3 Tropfen in die Duftlampe träufeln
» Zum Mitnehmen: 1–2 Tropfen auf ein Taschentuch oder ein Filzfleckerl

„HARMONY"-BADEMISCHUNG

» 2 Esslöffel Honig
» 3 Tropfen Orange süß (*Citrus sinensis*)
» 1 Tropfen Patchouli (*Pogostemon patchouli*)
» 1 Tropfen Lavendel fein (*Lavandula angustifolia*)
vermischen und ins Badewasser geben. Sie können die ätherischen Öle aber auch für ein Duschbad verwenden, in diesem Fall mischen Sie die Öle (ohne Honig) in ein duftneutrales Basis-Shampoo (auf 30 ml).

Hier nur kurze Steckbriefe der in diesen Mischungen verwendeten ätherischen Öle:

Patchouli

Pogostemon patchouli

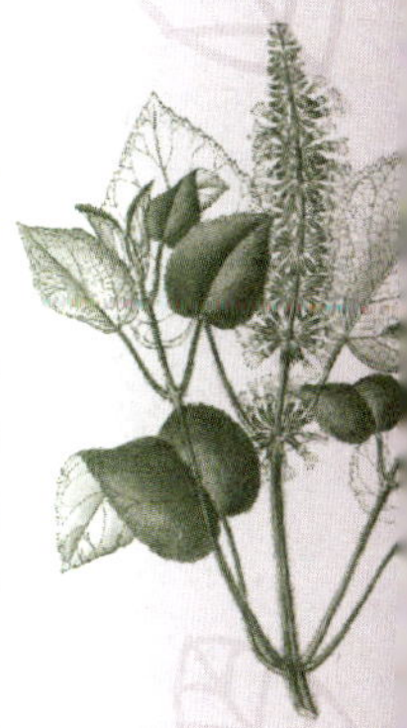

Patchouli gehört zu den Lippenblütlern (*Lamiaceae*) und stammt vor allem aus Indien, China und von den Seychellen. Das ätherische Öl dieser Pflanze wurde insbesondere im 19. Jahrhundert in Europa bereits zum Parfümieren von Tabak und Kosmetika verwendet. In den 1970er-Jahren war es der typische Duft der Flower-Power-Generation.

Das ätherische Öl hat wunderbar hautpflegende und antiseptische Eigenschaften, es verleiht auf psychischer Ebene Mut, Entschlossenheit und die Kraft, seinen eigenen Weg zu gehen. Und der schwere, erdige Duft vermittelt Entspannung und Zufriedenheit.

In niedriger Dosierung wirkt es anregend, in höherer Dosierung sehr entspannend auf das Nervensystem.

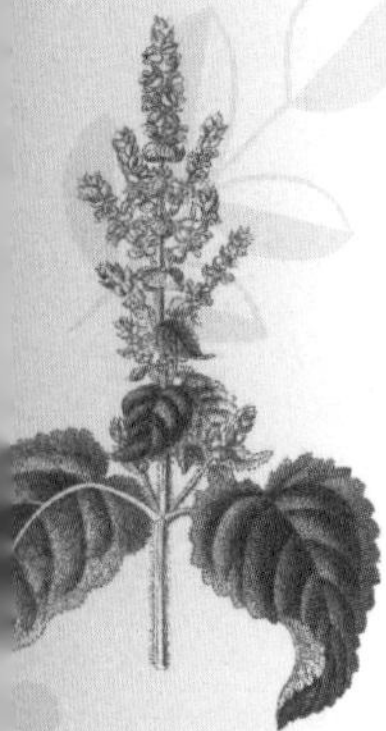

Muskatellersalbei

Salvia sclarea

Diese großwüchsige, weit ausladende Salbeiart gehört ebenfalls zur Familie der Lippenblütler (*Lamiaceae*). In früheren Jahrhunderten wurde der Muskatellersalbei zum „Verbessern“ des Weins verwendet – er wurde damals auch zwischen die Rebstöcke gepflanzt.

Das ätherische Öl dieser imposanten Pflanze wirkt auf die Atemwege beruhigend und krampflösend ein. Auf der psychischen Ebene ist es ein bewährter Helfer gegen Angst. So nebenbei harmonisiert Muskatellersalbei auch Hormonschwankungen, die ja gerade in der Pubertät oftmals starke Probleme verursachen können.

In der „Ich-mag-mich-Mischung“ unterstützt er vor allem, wenn die Emotionen Achterbahn fahren.

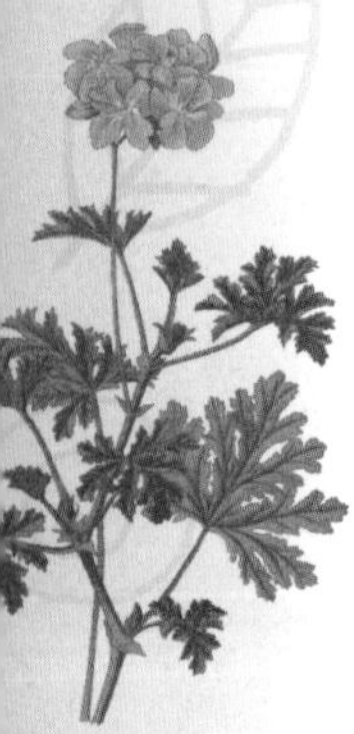

Rosengeranie

Pelargonium graveolens

Die Duftpelargonie, wie die Rosengeranie auch genannt wird, gehört zu den Storchenschnabelgewächsen (*Geraniaceae*). Sie kommt ursprünglich aus Südafrika und ist nur entfernt verwandt mit den bei uns heimischen Storchenschnabel-Arten.

Rosengeranien-Öl wirkt besonders der Bildung von Stress entgegen. Es ist also sehr ausgleichend. Ebenso wie beim Muskatellersalbei wirkt der Duft aufmunternd, hilfreich gegen Ängste, aber auch gegen Aufregung und Unzufriedenheit. Das Öl ist somit besonders bei starken Gefühlsbelastungen und Unausgeglichenheit gut einsetzbar, es wirkt aber generell auch regulierend auf die Hormonproduktion ein.

Auf körperlicher Ebene lindert es Entzündungen und Akne, fördert die Wundheilung und man sagt dem ätherischen Öl der Rosengeranie nicht umsonst nach, es sei „Seelenschmeichler mit hautpflegendem Effekt“.

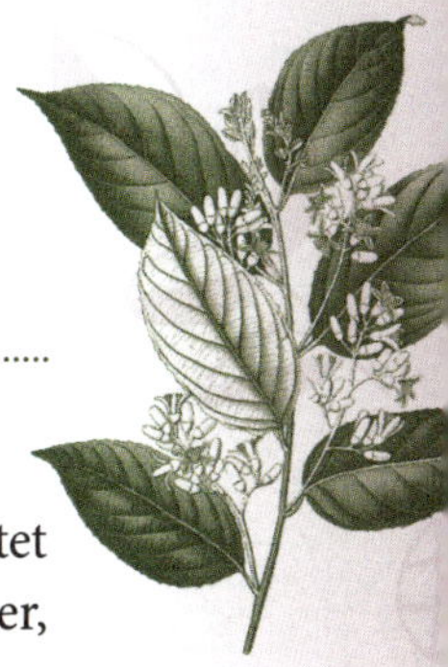

Benzoe Siam

Styrax tonkinensis

Das Harz der Benzoe – eines tropischen Baums, der in Indonesien beheimatet ist – hilft auf mehrere Arten: Einerseits ist es ein entzündungshemmender, antiseptischer und antibakterieller Zusatz in so mancher naturkosmetischen Zubereitung, andererseits vermittelt es durch seinen warmen Duft Geborgenheit – ein richtiger Seelenwärmer also.

Vielfach verwende ich Benzoe Siam bei der Behandlung von Akne, aber auch bei Bronchitis, Husten, bei Anspannung und Stress. Gerade bei den „Großen" ist oft ein klein wenig Wärme und Geborgenheit ganz wichtig.

Verwenden Sie es bitte immer sparsam, egal ob in der Duftlampe, in einem Körperöl oder in einer Creme oder Salbe.

Für Babys ist das Absolue der Benzoe übrigens zur körperlichen Anwendung nicht geeignet.

Über Lernprobleme haben wir in diesem Buch schon mal gesprochen, als wir die Lerndose ausprobiert haben. Der richtige Schulstress beginnt meist in der Pubertät. Und da können wir nun auch bereits andere Düfte einsetzen als bei den Volksschulkindern.

„STRESSLESS"

Diese Mischung hilft bei Schulstress und nimmt die Angst vor Prüfungen:

» 1 Tropfen Atlaszeder *(Cedrus atlantica)*
» 1 Tropfen Melisse *(Melissa officinalis)*
» 2 Tropfen Neroli in Jojoba
» 4 Tropfen Grapefruit *(Citrus paradisi)*
» 10 ml Jojobaöl *(Simmondsia chinensis)*

in einen Roll-On füllen (Beschriften!). Bei Bedarf auf den Puls auftragen oder daran schnuppern.

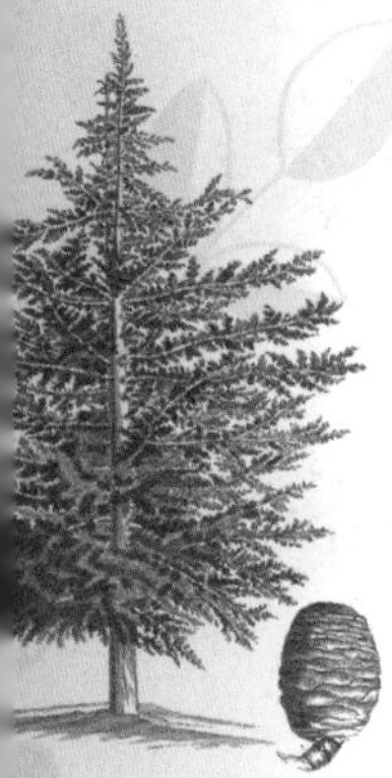

Atlaszeder

Cedrus atlantica

Die Atlaszeder – sie gehört zu den Kieferngewächsen (*Pinaceae*) – ist ein sehr hoch wachsender Baum. Das ätherische Öl duftet ein wenig wie frisch gespitzte Bleistifte. Durch die besondere Zusammensetzung der Inhaltsstoffe dieses Öls wirkt es sehr zentrierend und beruhigend, schenkt gleichzeitig Kraft, Mut und Energie.

Nur so „nebenbei" hilft es auch gut bei Schnupfen, Heiserkeit, Akne, Schuppenflechte und Hautjucken.

Sparsam eingesetzt, ist es sehr nützlich in der Pubertät.

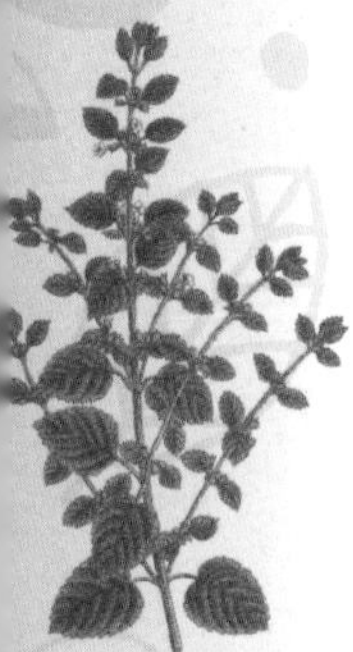

Melisse

Melissa officinalis

Auch die Zitronenmelisse gehört zu den Lippenblütlern (*Lamiaceae*). Sie ist eines der ältesten Pflanzenheilmittel, die wir in Mitteleuropa kennen. Der Name „*Melisse*" kommt übrigens aus dem Griechischen und bedeutet so viel wie „*Honigbiene*".

Das ätherische Öl der Melisse ist in reiner Form eher schwer erhältlich. Achten Sie bitte hier besonders gut auf das Etikett!

Schon im Mittelalter war die Melisse als Herzenströster bekannt (und besonders als Frauenmittel wurde sie im ersten in deutscher Sprache gedruckten Kräuterbuch, dem „*Hortus Sanitatis*" aus dem Jahr 1485, genannt).

Sie ist auch heute noch beliebt bei starken Gefühlsschwankungen und Albträumen. Der Duft von Melisse sorgt für eine ausgeglichene und gelassene Stimmung.

Bekannt und wissenschaftlich anerkannt ist die nervenberuhigende Wirkung des Öls.

Menschen, die nicht zur Ruhe kommen und unter Schlaflosigkeit leiden, profitieren sehr davon.

Allerdings sollten Sie das ätherische Öl der Melisse bei Ihren Kindern nur sehr sparsam einsetzen, denn die Wirkung bei einer zu hohen Dosierung sind Kopfschmerzen.

Die Zitronenmelisse ist eine sehr anspruchslose Pflanze und wächst beinahe in jedem Garten, wenn man sie denn lässt!

Melissensirup (nach unserem Grundrezept hergestellt) ist ein köstliches Erfrischungsgetränk für Groß und Klein. Und Melissenblättchen verfeinern so manches Dessert. Man kann sie natürlich auch einfach so knabbern …

„BE COOL, BABY"

ist „die" Mischung vor einer Prüfung:

» 3 Tropfen Sandelholz *(Santalum album)*, alternativ Amyris *(Amyris balsamifera)*
» 2 Tropfen Neroli *(Citrus aurantium flos.)*
» 1 Tropfen Mimose *(Acacia dealbata)*
» 2 Tropfen Rose *(Rosa damascena)*
» 1 Tropfen Lavendel fein *(Lavandula angustifolia)*
» 1 Tropfen Vetiver *(Vetiveria zizanioides)*
» 10 ml Jojobaöl *(Simmondsia chinensis)*
in einen Roll-On füllen und auf den Puls auftragen – hilft garantiert! (Jungen werden vielleicht die Rose weglassen wollen.)

Tipp von Konstantin (12 Jahre):

„Ich rieche ja Rose auch gern, aber ich brauch nicht so viel Neroli, da möchte ich nur einen Tropfen davon in der Mischung. Aber sonst ist sie super!"

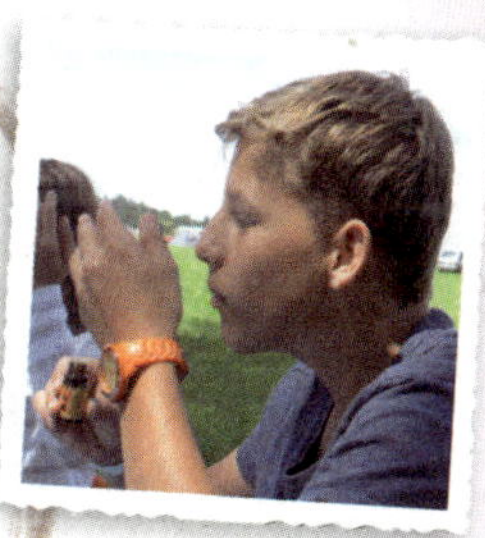

Sandelholz

Santalum album

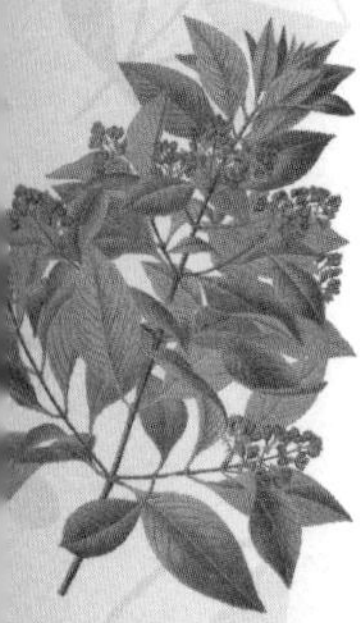

Ein Sandelholzbaum aus Mysore (Indien) muss mindestens 30 Jahre alt sein, bis er gutes ätherisches Öl ergibt. Sandelholz ist untrennbar mit seiner Heimat Indien verbunden. Dort wird es zu Räucherwerk, duftenden Schnitzereien und ätherischem Öl verarbeitet. Santalum album – das echte Sandelholz – ist schon recht selten geworden und auch relativ teuer.

Eine Alternative wäre beispielsweise Amyris (*Amyris balsamifera*), das sogenannte „Westindische Sandelholz", das eine ähnliche chemische Zusammensetzung hat und dessen Wirkungsweise ebenfalls der des Sandelholzes aus Mysore gleicht.

Beide ätherischen Öle sind sehr mild und schaffen Linderung bei zu trockener, juckender und unreiner Haut. Sandelholz (und auch Amyris) besitzt vorwiegend eine beruhigende, harmonisierende, erwärmende, regenerierende und inspirierende Eigenschaft. Ideal zur Beruhigung einer aufgeregten Psyche.

Rose

Rosa centifolia, Rosa damascena

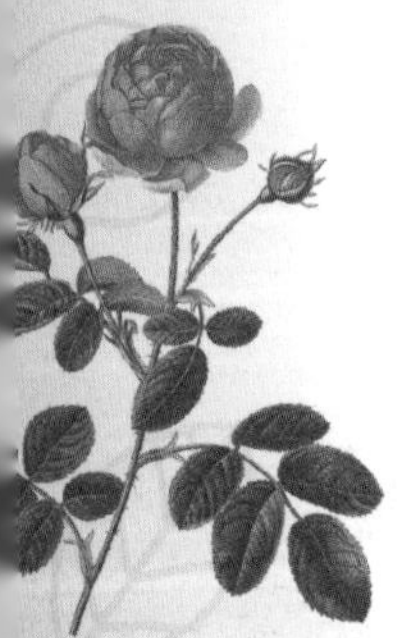

Meine Empfehlung in Bezug auf die Rose: Kaufen Sie für körperliche Anwendungen unbedingt ein Rosendestillat und kein Absolue (die jeweilige Bezeichnung sollten Sie auf dem Etikett der Flasche lesen können). Mit dem ätherischen Öl der Rose (jetzt meine ich das destillierte Öl) haben Sie ein wunderbares Mittel in der Hand, das Sie sowohl körperlich als auch in der Duftlampe einsetzen können. Der Duft ist zwar nicht so intensiv wie der des Absolues, aber Kinder mögen den zarteren Rosenduft meist lieber.

Auf die Psyche wirkt der Duft des Rosenöls harmonisierend, beruhigend, entspannend und stresslösend, er fördert aber auf der anderen Seite auch die

Wahrnehmung. Rosenöl ist eines der schönsten Geschenke der Natur: Es öffnet für Liebe und Menschlichkeit und hilft gegen Hysterie, Enttäuschungen, Depressionen, Kummer und Schlafstörungen.

Auf körperlicher Ebene ist das Rosenöl hilfreich bei allen möglichen Beschwerden von Asthma bis Herpes, von Kopfschmerzen und Übelkeit bis hin zu den ersten Menstruationsbeschwerden.

Gegen *Angstzustände* hilft eine

DUFTLAMPENMISCHUNG GEGEN ANGSTZUSTÄNDE

» 2 Tropfen Rose (*Rosa centifolia*)
» 2 Tropfen Rosengeranie (*Pelargonium graveolens*)
» 1 Tropfen Mandarine rot (*Citrus reticulata*)
» 1 Tropfen Vetiver (*Vetiveria zizanioides*)
Davon 2 Tropfen in die Duftlampe oder 1 Tropfen auf ein Taschentuch.

Rosenhydrolat

ist einer der wichtigsten Helfer in der Hautpflege, sei es für eine Gesichtsreinigung, sei es für Babys wunden Po, sei es bei Bindehautentzündung.

Tipp von Helena (5 Jahre):

„Weißt du auch, dass man Rosenhydrolat einfach so versprühen kann, damit es im Zimmer gut riecht? Oder auf deinen Polster? Oder auf dein Nachthemd? Dann fühlt man sich wie eine Prinzessin ..."

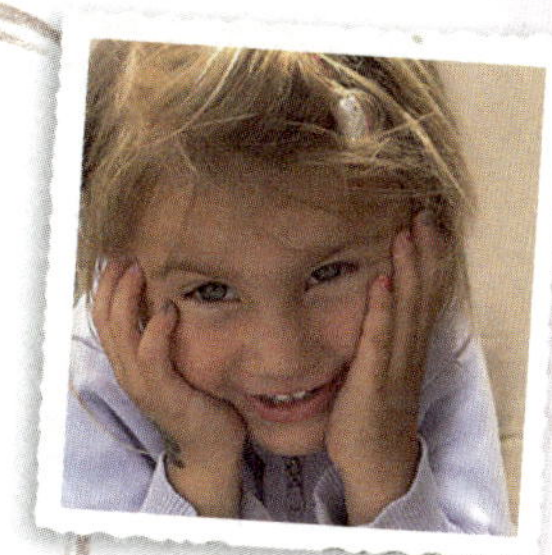

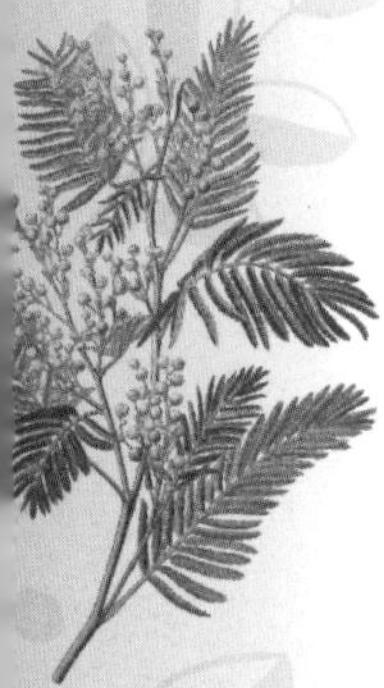

Mimose

Acacia dealbata

Das ätherische Öl dieser Akazie (auch „Falsche Mimose“) wird aus den gelben Blüten durch Extraktion mit einem Lösungsmittel gewonnen. Die Mimose gehört zu den Hülsenfrüchten (*Fabaceae*).

Das Öl ist eine sehr gute Komponente für ein hautpflegendes Mittel, da es entzündungshemmend, feuchtigkeitsspendend, antiseptisch und adstringierend wirkt.

Auf psychischer Ebene nimmt der Duft der Mimose Ängste. Daher ist es beispielsweise auch bei Schulstress sehr gut einsetzbar.

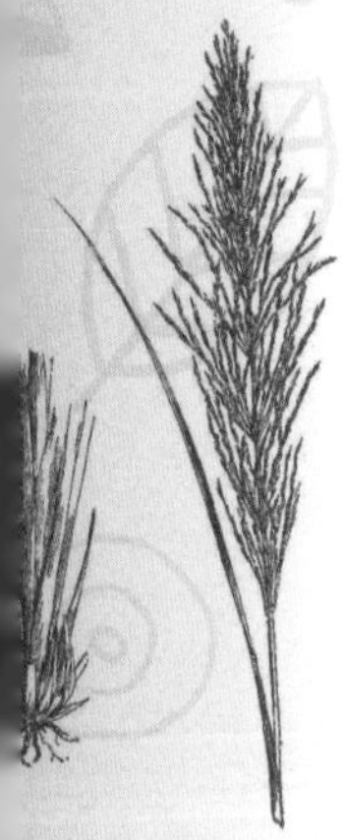

Vetiver

Vetiveria zizanioides

Vetiver ist ein Gras, das vor allem aus Afrika, China und Indien kommt. In diesen Ländern wird es zum Teil als Schutz vor Bodenerosion angebaut, da es sehr tiefreichende und kräftige Wurzeln besitzt. Aus diesen Wurzeln wird das ätherische Öl gewonnen.

Der sehr erdige, tiefe Duft ist – wenn man ihn allein riecht – wohl absolut gesehen nicht jedermanns Sache. Aber die Wirkung ist ausgezeichnet, wenn man Vetiver sparsam in eine Mischung einfügt.

Es stärkt auf der psychischen Ebene, wirkt Depressionen und Stress entgegen und beseitigt Angstgefühle. Schlicht gesagt: Es erdet!

Auf körperlicher Ebene ist das ätherische Öl auch nicht zu verachten: Mischen Sie es in ein Kosmetikum gegen Akne oder auch bei Ekzemen, so wird es zur raschen Heilung beitragen.

Hilfe vor einem Prüfungstag bringt auch ein ***entspannendes Bad***. Was würde hier wohl besser helfen als Lavendel! Aber es könnte auch folgende Mischung interessant sein:

ENTSPANNENDES BAD

» 1 Teelöffel Honig
» 2 Tropfen Sandelholz *(Santalum album)* od. Amyris *(Amyris balsamifera)*
» 1 Tropfen Lavendel fein *(Lavandula angustifolia)*
» 1 Tropfen Melisse *(Melissa officinalis)*
» 3 Tropfen Orange süß *(Citrus sinensis)*

miteinander vermischen und ins Badewasser emulgieren.

KONZENTRATIONSFÖRDERNDE DUFTLAMPENMISCHUNG NR. 1

» 4 Tropfen Zitrone *(Citrus lemon)*
» 2 Tropfen Neroli *(Citrus aurantium flos.)*
» 1 Tropfen Bergamotteminze *(Mentha citrata)*
» 1 Tropfen Zypresse *(Cupressus sempervirens)*
» 1 Tropfen Kardamom *(Elettaria cardamomum)*

KONZENTRATIONSFÖRDERNDE DUFTLAMPENMISCHUNG NR. 2

» 1 Tropfen Pfefferminze *(Mentha piperita)*
» 2 Tropfen Lavendel fein *(Lavandula angustifolia)*
» 1 Tropfen Lavandin *(Lavandula intermedia)*
» 1 Tropfen Benzoe Siam *(Styrax tonkinensis)*
» 4 Tropfen Grapefruit *(Citrus paradisi)*

Von diesen beiden Mischungen bitte maximal 3 Tropfen in die Duftlampe geben!

Hautpflege in der Pubertät ist beinahe immer ein Thema. Die Haut beginnt „zu blühen", die Pickel sprießen. Hier hilft beispielsweise ein

GESICHTSDAMPFBAD

» 1 Esslöffel Meersalz
» 1 Tropfen Thymian linalool *(Thymus ct. linalool)*
» 1 Tropfen Zypresse *(Cupressus sempervirens)*

Gut miteinander vermischen, ins heiße, dampfende Wasser geben und ca. 5 bis 10 Minuten das Gesicht darüberhalten. Danach sollte das Gesicht mit einem ***Gesichtswasser*** gereinigt werden:

GESICHTSWASSER FÜR MÄDCHEN

» 50 ml Rosenwasser *(Aqua rosae)*
» 40 ml Orangenblütenwasser *(Aqua Citrus aurantium flos.)*
» 10 ml kosmetisches Basiswasser (95%iger Alkohol)
» 2 ml D-Panthenol (Vitamin B_5)
» 5 Tropfen Aloe-Vera-10fach-Konzentrat

GESICHTSWASSER FÜR JUNGEN

» 50 ml Teebaumhydrolat *(Aqua Melaleuca alternifolia)*
» 40 ml Hamamelishydrolat *(Aqua Hamamelidis)*
» 10 ml kosmetisches Basiswasser (95%iger Alkohol)
» 2 ml D-Panthenol (Vitamin B_5)
» 5 Tropfen Aloe-Vera-10fach-Konzentrat

Alternativ kann man auch eine ***Kamillen-Reinigungsmilch*** verwenden (interessierte Mädchen werden das Rezept vielleicht gleich mal selber ausprobieren wollen):

KAMILLEN-REINIGUNGSMILCH

» 5 g Bienenwachs
» 5 g Lanolin anhydrid
» 100 ml Mandelöl süß *(Prunus dulcis)*
» 250 ml Kamillenhydrolat *(Aqua Anthemis nobilis)*

Bienenwachs und Lanolin werden geschmolzen, das Mandelöl wird zugegeben und gleichmäßig untergerührt. Gleichzeitig wird das Kamillenhydrolat erwärmt. Bei etwa 60 °C beides vom Feuer nehmen und das Hydrolat in die Fettmasse einrühren.

Die Reinigungsmilch wirkt besonders besänftigend auf die Haut.

Ist die Haut eher fettig und unrein, so hilft dieses sanfte

REINIGUNGSGEL

Phase 1:
» 10 ml kosmetischer Alkohol
» 1–2 Messl. Xanthan, je nach gewünschter Dicke.
Das Xanthan in den Alkohol geben und glatt rühren.

Phase 2:
» 60 ml abgekochtes, erkaltetes Wasser oder destilliertes Wasser
» 1 Msp. Allantoin (heilsamer Wirkstoff aus der Wurzel von Beinwell)

Allantoin in Wasser auflösen und langsam unterrühren, in Phase 1 geben und glatt rühren.

Bei der Gelherstellung empfiehlt sich die Schütteltechnik. Dazu gibt man Phase 1 in ein verschließbares Gefäß, fügt Phase 2 hinzu, Deckel schließen und sofort kräftig schütteln, bis ein homogenes Gel entstanden ist.

Danach rührt man in dieses Gel noch folgende Wirkstoffe ein:

» 30 Tr. Aloe-Vera-10fach
» 1 Messl. D-Panthenol (optional)
» 5 Tropfen Manuka (*Leptospermum scoparium)*
» 5 Tropfen Kamille römisch (*Chamamaelum nobile*)

Das Reinigungsgel wird mit den Händen leicht einmassiert und mit lauwarmem Wasser abgespült.

Ein hautberuhigendes ***Gesichtsöl*** rundet erst mal die Pflege ab:

GESICHTSÖL

» 20 ml Jojobaöl *(Simmondsia chinensis)*
» 10 ml Mandelöl süß *(Prunus dulcis)*
» 2 Tropfen Lavendel fein *(Lavandula angustifolia)*
» 1 Tropfen Rose *(Rosa damascena)*
» 1 Tropfen Sandelholz *(Santalum album)*
» 2 Tropfen Grapefruit *(Citrus paradisi)*

Auch eine ***Gesichtsmaske*** kann helfen, die gereizte Haut zu beruhigen:

GESICHTSMASKE

» 2 Esslöffel grüne Tonerde (antibakteriell und besonders gut wirksam bei Akne)
» 3 Esslöffel Lavendelhydrolat
werden gut miteinander verrührt, bis eine schöne Paste entsteht. Auf das Gesicht auftragen und ca. ½ Stunde einwirken lassen. Mit lauwarmem Wasser abwaschen und das Gesicht gut abtrocknen. Mit Lavendelhydrolat nachreinigen und danach mit einer guten Hautcreme pflegen.

NEURODERMITIS- UND PSORIASIS-PFLEGE

» 10 ml Nachtkerzenöl *(Oenothera biennis)*
» 10 ml Mandelöl süß *(Prunus dulcis)*
» 80 ml Aloe-Vera-Öl *(Aloe vera)*
» 2 Tropfen Neroli *(Citrus aurantium flos.)*
» 2 Tropfen Rose *(Rosa damascena)*
» 3 Tropfen Cistrose *(Cistus ladanifer)*
» 2 Tropfen Manuka *(Leptospermum scoparium)*

Bei Neurodermitis empfiehlt sich auch eine juckreizstillende und beruhigende

ACKERSTIEFMÜTTERCHEN-KOMPRESSE

» 1 Handvoll Ackerstiefmütterchen
mit einer Tasse heißem Wasser übergießen, 5 Minuten ziehen lassen und eine warme (nicht heiße!) Kompresse damit zubereiten. Für 10 Minuten auf der angegriffenen Haut auflegen.

FUSSPFLEGESALBE

Kinder laufen im Sommer gerne barfuß, da werden die Füße manchmal rau. Aber auch im Winter brauchen die jungen Füße eine Pflege. Ganz einfach lässt sich diese Salbe herstellen:

» 10 g Bienenwachs werden in
» 35 ml Jojobaöl (*Simmondsia chinensis*) aufgeschmolzen.
Dann rühren Sie 50 ml Traubenkernöl (*Vitis vinifera*) oder Avocadoöl (*Persea americana*) dazu.
In diese Masse träufeln Sie nun
» 2 Tropfen Lavendel fein (*Lavandula angustifolia*)
» 2 Tropfen Rosenholz (*Aniba rosaeodora*)
» 3 Tropfen Palmarosa (*Cymbopogon martinii*)
» 5 Tropfen Grapefruit (*Citrus paradisi*)
Gut umrühren. In kleine Tiegel abfüllen.

LIPPENPFLEGEBALSAM FÜR „KÜSSER-LIPPEN“

Zutaten:

» 10 ml Mandelöl süß *(Prunus dulcis)*
» 15 g Bienenwachs
» 5 g Lanolin anhydrid
» ½ Teelöffel Honig, flüssig
» 4 Tropfen Orange süß *(Citrus sinensis)*
» 3 Tropfen Zitrone *(Citrus lemon)*
» 1 Tropfen Honig

Bienenwachs, Mandelöl und Lanolin gemeinsam im Wasserbad schmelzen, beim Abkühlen den Honig einrühren, danach die ätherischen Öle untermischen.

Jungen und Mädchen beginnen in der Pubertät auch stark zu schwitzen und der Geruch ihres Schweißes ist ihnen zumeist sehr unangenehm. Normale Deos sind leider oft mit Aluminium hergestellt, von denen man mittlerweile weiß, dass sie sehr gesundheitsschädlich sind und viele Risiken in sich bergen, gerade auch für junge Menschen.

Hier finden Sie drei Alternativen aus der Naturkosmetik:

DEO-ROLL-ON

» 50-ml-Roll-On-Fläschchen
» 1 Messerspitze Xanthan (Emulgator)
» einige Tropfen Wodka zum Anfeuchten des Xanthans
» 50 ml Teebaum- oder Bergamotteminze-Hydrolat
» 2–3 Tropfen Zitronensäure flüssig
» 2 Tropfen Palmarosa *(Cymbopogon martinii)*
» 3 Tropfen Zitrone *(Citrus lemon)*
» 2 Tropfen Grapefruit *(Citrus paradisi)*

Zuerst werden Xanthan und Alkohol miteinander vermischt, dann kommen die ätherischen Öle dazu. Das Hydrolat und die Zitronensäure mit dem Gemisch verrühren und alles in einen Roll-On füllen.

DEO-SPRAY

» 25 ml Hydrolat Ihrer Wahl
» 25 ml Alkohol
» 1 Esslöffel Apfelessig
» 4 Tropfen Rosenholz *(Aniba rosaeodora)*
» 2 Tropfen Rosmarin verbenon *(Rosmarinus ct. verbenon)*
» 3 Tropfen Grapefruit *(Citrus paradisi)* oder Orange süß *(Citrus sinensis)*

Zuerst den Alkohol mit den ätherischen Ölen in eine Sprühflasche füllen, dann den Apfelessig dazugeben und mit dem Hydrolat auffüllen.

DEO-CREME

» 20 g Sheabutter
» 15 g Kakaobutter
miteinander aufschmelzen
» 1 Esslöffel Maisstärke
» 1 Esslöffel Speisenatron
» 2 Tropfen Rosenholz *(Aniba rosaeodora)*
» 1 Tropfen Lavendel fein *(Lavandula angustifolia)*
» 2 Tropfen Blutorange *(Citrus sinensis Mori)*
einrühren und in einen Tiegel füllen.

„Unsere Träume können wir erst
dann verwirklichen, wenn wir uns entschließen,
einmal daraus zu erwachen.“

Josephine Baker

Ganz speziell für Ihre Tochter ist der nachfolgende Abschnitt gedacht:

Schafgarbe, Frauenmantel und Heublumen

Vielfach beginnen sich bereits bei 10-jährigen Mädchen die ersten Pubertätserscheinungen abzuzeichnen. Die erste Menstruation kommt heute oft schon früher, als erwartet.

Folgende Pflanzen können dabei helfen, dass die ersten „Tage“ nicht zum Problem werden:

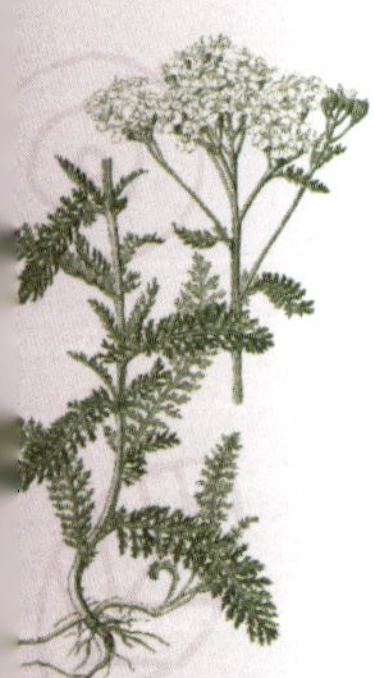

Schafgarbe

Achillea millefolium

Gerade die Schafgarbe ist wohl eines der bekanntesten Frauenheilkräuter, die wir kennen. Und natürlich hilft sie auch, wenn aus dem Mädchen eine Frau zu werden beginnt.

Die Schafgarbe gehört zu den Heilkräutern, die früher auch zur Wundheilung verwendet wurden. Der Namensteil „Garbe“ leitet sich von „garvan“ = „heilen“ (althochdeutsch) ab.

Die Schafgarbe gehört zu den Korbblütlern. Ihre Blüten enthalten neben ätherischem Öl auch viel Provitamin A. Im ätherischen Öl ist Chamazulen enthalten, das als besonders pflegend und heilsam gilt.

KOMPRESSE BEI MONATSBESCHWERDEN

2 Esslöffel Lavendelhydrolat und 1 Tasse Wasser gemeinsam leicht anwärmen und mit je 2 Tropfen Schafgarbenöl (ätherisches Öl) und Römischer Kamille (ätherisches Öl) mischen – auf den Unterbauch legen und 1 Stunde auf dem Sofa ruhen.

SCHAFGARBENTEE

Für den Schafgarbentee werden die Blütenköpfchen während der Mittagszeit geerntet. Am besten schmeckt er, wenn die Blüten voll erblüht sind. Pro Tasse überbrüht man 1 Teelöffel Kraut, 5 Minuten zugedeckt ziehen lassen. Schluckweise trinken, wenn die Periode mit Krämpfen einhergeht.

SCHAFGARBEN-SITZBAD

Wenn der Monatszyklus noch stark schwankt, hilft ein Schafgarben-Sitzbad: 100 g Schafgarbe wird mit ca. 1 Liter Wasser aufgekocht, 20 Minuten ziehen lassen und dann ins Badewasser gießen.

Die Schafgarbe hilft aber auch bei Hautproblemen. Dafür verwende ich gerne mein ***Schafgarbenblüten-Mazerat***, das Sie nach dem Grundrezept für Mazerate einfach herstellen können (siehe S. 184).

Und schließlich gibt es noch den ***Schafgarben-Sirup***, den ich gerne mit Orangenscheiben herstelle (bei dieser Gelegenheit: Danke für diesen tollen Tipp an Manuela!). Sie finden das Rezept ebenfalls im Anhang.

Das ätherische Öl der Schafgarbe – so heilsam es ist – ist für Kinder leider nicht wirklich gut geeignet. Man sollte es erst ab etwa 10 bis 12 Jahren einsetzen.

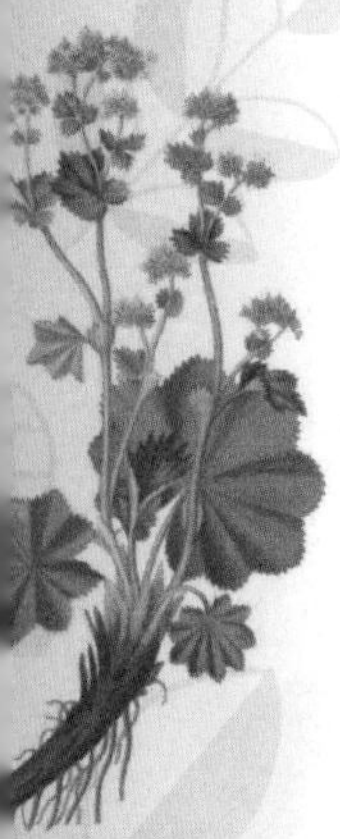

Frauenmantel

Alchemilla vulgaris

Auch der Frauenmantel ist so ein typisches „Frauenkraut“, das besonders bei Regelschmerzen als ***Tee*** Verwendung findet.

Frauenmantelblätter werden zwischen Anfang Mai und Anfang September für den Tee gesammelt, auch die Blüten (meist Ende Mai/Anfang Juni) können dafür verwendet werden.

1 Kaffeelöffel Frauenmantelblätter wird dafür mit einer Tasse kochendem Wasser übergossen. Ca. 10 Minuten ziehen lassen, eventuell mit Honig oder Ahornsirup süßen und schluckweise trinken. Nicht mehr als 1 Tasse täglich!

Heublumensäckchen und Beifußpolsterl

Bei Krämpfen kann auch ein angewärmtes ***Heublumensäckchen*** helfen. Dazu wird eine Heublumenmischung (Reformhaus oder selbst sammeln) in einem Baumwoll- oder Leinensäckchen über Dampf erwärmt (Dazu legt man am besten über einen Kochtopf mit kochendem Wasser 2 Kochlöffel und darüber das Heublumensäckchen). Nach ca. 20 Minuten ist es feucht-warm und gerade richtig, um auf den Unterbauch aufgelegt zu werden. Gut zudecken und etwa ½ Stunde ruhen.

Das ***Beifußpolsterl*** hingegen hilft bei Kopfschmerzen, die in Begleitung der Regel ja oftmals auftreten können.

Füllen Sie dazu getrockneten Beifuß in ein Säckchen, gut verschließen, und auf das Kopfkissen legen. Beim Ausruhen verflüchtigt sich die Migräne oder der Kopfschmerz relativ rasch. Unterstützen können Sie die Wirkung mit Zitronenduft.

MANDELMILCH-GESICHTSLOTION

Dabei handelt es sich um ein ganz altes Rezept meiner Oma:

» 50 g Mandeln, feinst gerieben
» mit ¼ Liter Rosenwasser vermischen und 4 Stunden ziehen lassen.
» Danach durch ein Tuch auspressen. Den Mandelrest verwende ich als Resteverwertung im Müsli ...

Mit dieser Mandelmilch hat man eine tolle ***Gesichtslotion*** für trockene Haut, aber gleichzeitig auch eine gute Basis für eine

INTIMPFLEGE-LOTION

» 100 ml Mandelmilch (siehe oben)
» 1 Messerspitze Xanthan
» 30 ml Mandelöl süß *(Prunus dulcis)*
» 10 ml Jojobaöl *(Simmondsia chinensis)*
» 5 Tropfen D-Panthenol (muss nicht sein, ist aber hilfreich)
» 10 Tropfen Aloe-Vera-10fach
» 10 Tropfen ätherische Öle: vor allem Bergamotte, Palmarosa, Rose ...

Bei Regelschmerzen empfiehlt sich auch eine sanfte Bauchmassage mit einem

MASSAGEBALSAM

» 20 ml Mandelöl (*Prunus dulcis*)
» 2 Tropfen Rosenholz (*Aniba rosaeodora*)
» 2 Tropfen Koriander (*Coriandrum sativum*)
» 3 Tropfen Orange süß (*Citrus aurantium*)
» 5 ml Lavendel- oder Melissenhydrolat
gut verschütteln.

Davon nimmt man etwa 1 Esslöffel für eine sanfte Bauchstreichung. Der Rest kann in einem Fläschchen kühl aufbewahrt werden. Vor der nächsten Verwendung bitte wieder gut durchschütteln, da sich Wasser und Öl wieder voneinander trennen!

Bei den ersten Regelbeschwerden Ihrer Tochter hilft auch diese

KOMPRESSE

Mischen Sie je 2 Tropfen der ätherischen Öle von Schafgarbe und Römischer Kamille mit 10 ml Mandelöl in einem kleinen Fläschchen.

Die Ölmischung auf dem schmerzenden Unterbauch auftragen und darüber eine feucht-warme Kompresse anbringen. Nach etwa 1 Stunde Ruhe auf dem Sofa sind die Beschwerden zumeist bereits wieder vergessen.

Tipp von Victoria (10 Jahre):

„Super ist es, wenn du dir dein eigenes Parfum zusammenstellen magst – geht ganz einfach: Du brauchst nur ein kleines Fläschchen, da gibst Jojobaöl hinein und tropfst alle ätherischen Öle dazu, die du gerne riechen magst. Dann stell es in einen dunklen Schrank, vergiss aber nicht drauf, dass du es täglich ein Mal durchschüttelst. Nach 4 Wochen ist es fertig … und kein anderes Mädchen hat so einen tollen Duft wie du!"

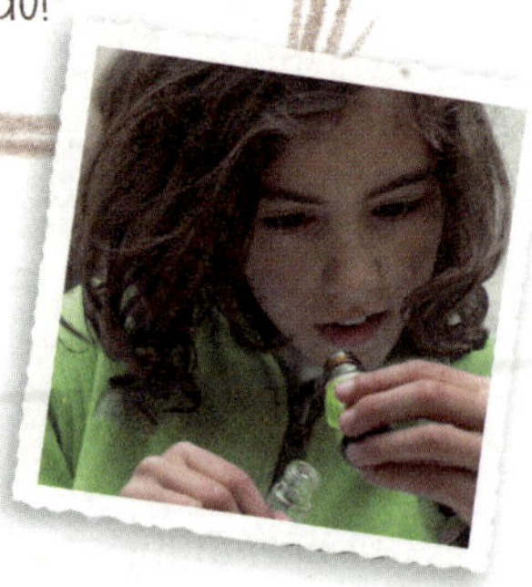

Allgemeine Rezepturen

Sommer, Sonne, Mücken

Kaum wird es draußen wärmer, schwirren sie schon wieder um uns herum: die Stechmücken. Aber nicht nur Mückenschwärme quälen, auch die Sonne hat im Sommer so ihre Tücken.

Zur Insektenabwehr können wir einen Raumspray herstellen, der ruhiges Schlafen garantiert, eine Mischung für die Duftlampe kann aber ebenfalls ihre positive Wirkung zeigen.

Probieren Sie doch einmal folgende Mischung:

RAUMSPRAY GEGEN STECHMÜCKEN

» 10 ml Alkohol
» 3 Tropfen Rosengeranie *(Pelargonium graveolens)*
» 3 Tropfen Eucalyptus citriodora
» 1 Tropfen Lavandin *(Lavandula intermedia)*
» 2 Tropfen Lemongrass *(Cymbopogon citratus)*
» 2 Tropfen Virginia-Zeder *(Juniperus virginiana)*
in einer Sprühflasche vermischen und mit 90 ml destilliertem Wasser auffüllen.

DUFTLAMPENMISCHUNG GEGEN STECHMÜCKEN

» 5 Tropfen Lavendel fein (*Lavandula angustifolia*)
» 5 Tropfen Niaouli (*Melaleuca viridiflora*)
» 5 Tropfen Palmarosa (*Cymbopogon martinii*)
in einem kleinen Fläschchen mischen und bei Bedarf davon bis zu 3 Tropfen in die Duftlampe geben.

SONNENCREME

- » 5 g Jojobaöl
- » 5 g Bio-Kokosöl
- » 5 g Monoi-Tiare-Öl
- » 5 g Kakaobutter
- » 5 g Mangobutter
- » 10 g Lamecreme (= Emulgator)
- » 70 ml Lavendel- oder Melissenhydrolat
- » 3 Tropfen Sanddornöl (fettes Öl)
- » 5 Tropfen Lavendel fein
- » 2 Tropfen Benzoe Siam

Zuerst das Jojobaöl sanft erwärmen und die Lamecreme darin anschmelzen. Gleichzeitig wärmt man in einem zweiten Behälter das Hydrolat an.

In die Jojobaöl-Lamecreme-Masse kommen nun Kakaobutter und Mangobutter dazu. Sind diese ebenfalls geschmolzen, nehmen Sie den Behälter vom Herd und füllen Sie in diese sogenannte Fettphase noch Kokosöl und Monoi-Tiare-Öl. Wenn alles gut geschmolzen ist, kommt das auf annähernd gleiche Temperatur gebrachte Hydrolat in die Masse. Rühren Sie kräftig um (das geht am besten mit einem kleinen Mixer, wie man ihn auch zum Milchschäumen verwendet). Zum Schluss werden dann noch das Sanddornöl (färbt sanft orange!) und die ätherischen Öle eingerührt.

Rühren Sie so lange, bis eine puddingartige Masse entstanden ist. Je besser Sie rühren, desto schöner wird Ihre Sonnenschutzcreme!
In kleine Gläser abfüllen – fertig!

Der Lichtschutzfaktor 8 dieser Sonnencreme ergibt sich aus den verwendeten fetten Pflanzenölen.

LINDERNDE PFLEGE BEI SONNENBRAND ODER SONNENGERÖTETER HAUT

- » 25 ml Johanniskrautöl
- » 25 ml Mandelöl
- » 2 Tropfen Lavendel fein
- » 2 Tropfen Kamille römisch
- » 5 Tropfen Rosenholz

TOPFENAUFLAGE

Je nach Größe des vom Sonnenbrand betroffenen Hautareals benötigen Sie z. B. für die Schultern

» 4 Esslöffel Topfen
» 2 Esslöffel Johanniskrautöl
» 5 Tropfen Lavendel fein

Das Gemisch wird auf die Haut aufgetragen, am besten mit einem feuchten Tuch sanft bedecken. Lassen Sie den Topfen nur so lange auf der Haut, bis er trocken ist. Dann wird er sofort abgewaschen. Danach mit einer milden Hautcreme eincremen.

PFLEGEÖL GEGEN SONNENBRAND

» 50 ml Kokosöl
» 5 Tropfen Lavendel
» 3 Tropfen Niaouli
» 3 Tropfen Grapefruit oder Blutorange

Ein Wort noch zum Sonnenschutz: Sollten Sie Sonnenschutzmittel für Ihr Kind einkaufen, so bedenken Sie dabei, dass ein sogenannter Lichtschutzfaktor (LSF) von über 30+ leider sehr umstritten ist, da diese Sonnencremes mit natürlichen Mitteln allein nicht hergestellt werden können. Man hat festgestellt, dass die Verwendung solcher Sonnenschutzmittel vielfach für eine „Sonnenallergie" bzw. die sogenannte „Mallorca-Akne" verantwortlich zeichnet.

Gerade bei Kindern sollte man lieber darauf achten, möglichst keine synthetischen Stoffe in der Sonnenpflege zu verwenden. Das bedeutet aber: Besser man zieht früher ein dünnes Leibchen mit Ärmeln an und setzt eine Kappe auf, als man trägt einen Schaden davon, der oftmals dann den Urlaub am Strand oder in den Bergen vermiest.

Warzen, Bluterguss und Unangenehmes

In diesem Kapitel finden Sie ein Sammelsurium an verschiedensten Problemen, die immer wieder auftauchen können. Seien es Warzen, Blasen an den Füßen, Blutergüsse oder blaue Flecken, Läusealarm oder indifferente Wachstumsschmerzen.

Mit ätherischen Ölen und mit Kräutern kann man vielen dieser kleinen und größeren Probleme den Schrecken nehmen.

WARZEN

Ich erinnere mich mit Vergnügen an die Geschichten von Tom Sawyer und Huckleberry Finn. Bei Twain steht: „Du nimmst eine tote Katze, gehst auf einen Friedhof, kurz vor Mitternacht, dort wo ein schlechter Mensch begraben liegt, und dann kommt der Teufel und wenn er den Kerl holt, dann schmeißt du deine Katze hinterher und sagst: Teufel folg Leiche, Katze folg Teufel, Warzen folgt Katze, ich bin euch los."

Das ist zum Glück nicht immer notwendig! Ich hab da ein paar kleine Tricks, mit denen die Warzen recht gut zum Verschwinden gebracht werden können:

WARZEN-TIPP NR. 1

Betupfen Sie die Warze mit ätherischem ***Zitronenöl***. Mehrmals täglich angewandt, verschwindet sie nach und nach.

WARZEN-TIPP NR. 2

Betupfen Sie die Warze mit dem orangenen Saft des ***Schöllkrauts*** (*Chelidonium majus*). Es gehört zu den Mohngewächsen (*Papaveraceae*) und wächst oft rund um alte Häuser oder auf Ruderalflächen (Schuttflächen, Wegrändern). Schöllkrautsaft ist orangefarben und milchig. Grundsätzlich giftig, sollte man ihn nicht abschlecken – meiner Meinung nach eignet er sich daher erst für etwas größere Kinder. Die Alkaloide (vor allem das Berberin) des Schöllkrauts sind nicht nur in den oberirdischen Teilen enthalten, sondern auch in den Wurzeln. Dennoch – oder gerade auch deshalb – wirkt der frische Schöllkrautsaft gegen Warzen.

BLUTERGÜSSE UND BLAUE FLECKEN

sind unangenehme Begleiterscheinungen von Stürzen und kleinen Unfällen. Hier hilft der ***„Erste-Hilfe-Stick"*** in Form eines kleinen Roll-Ons, den man auch bei einem Spaziergang immer in der Tasche haben sollte:

„ERSTE-HILFE-STICK"

» 5 ml Jojobaöl
» 3 Tropfen Lavendel
» 3 Tropfen Immortelle
» 2 Tropfen Mandarine rot

Lavendel und Immortelle verhindern oft schon, dass es überhaupt zu einem blauen Fleck kommt. Wenn er dann doch da ist, lindert diese Mischung rasch den Schmerz, und die Inhaltsstoffe der Immortelle bewirken, dass der blaue Fleck oder der Bluterguss rasch wieder verschwindet.

Kommt Ihr Kind aber dennoch mit einem blauen Fleck oder Bluterguss heim, dann hilft auch eine

TOPFENAUFLAGE BEI BLAUEN FLECKEN

2 Esslöffel Topfen vermischt man mit 4 Tropfen Lavendel und 4 Tropfen Immortelle. Auf den blauen Fleck auftragen, möglichst mit einem feuchten Tuch bedecken und nach spätestens 20 Minuten wieder abwaschen. Dann nämlich ist der Topfen trocken und würde eine gegenteilige Wirkung erzielen.

LÄUSE

Kopfläusealarm im Kindergarten oder in der Schule – welche Mutter, welcher Vater spürt nicht gleich selbst Juckreiz auf dem Kopf! Ich werde nie vergessen, als mein jüngerer Sohn, damals stolze 6 Jahre alt, aus dem Kindergarten kam und mir erklärte: „Mama, ich glaub, da geht eine Laus auf meinem Kopf spazieren, ich spür ganz genau, wo sie hin- und herläuft." Dazu muss gesagt sein, dass Patrick damals einen Bürstenhaarschnitt hatte und ich niemals angenommen hätte, dass er sich Läuse „einfängt". Und doch war es so.

Der Befall mit Kopfläusen (*Pediculus humanis capitis*) ist keine lebensbedrohliche Sache, aber sie wieder loszuwerden, ist manchmal etwas mühsam. Vor allem, wenn man Produkte verwenden muss, die chemisch eher bedenklich zu bewerten sind, da sie nervenschädigend sein können.

Denken Sie daran, dass Sie auch die Nissen (= Läuseeier) mit einem entsprechenden Kamm auskämmen müssen und dass Sie mindestens eine Woche lang die Prozedur des Entfernens auf sich nehmen sollten, um auch die letzte der Nissen loszuwerden. Im Nissenstadium sind die Läuse nämlich nicht wirklich umzubringen, da muss man sie schon entfernen.

Vorbeugend kann man ein ***Lausfrei-Spray*** auf die Mützen, Jackenkrägen und Schals der Kinder sprühen – das riecht angenehm und die Läuse mögen es trotzdem nicht!

LAUSFREI-SPRAY

» 1 Sprayflasche, 100 ml
» 10 ml Wodka
» 3 Tropfen Lavandin
» 3 Tropfen Virginia-Zeder
» 4 Tropfen Zypresse
» 2 Tropfen Rosengeranie
» 3 Tropfen Lemongrass
» 1 Tropfen Lavendel
» 4 Tropfen Zitrone

mit destilliertem Wasser auf 100 ml auffüllen.

Sprühen Sie damit zumindest 1 x täglich die Überkleidung Ihres Kindes ein.

Diese Mischung – allerdings bitte nur die ätherischen Öle – können Sie auch für das ***„Laus-lauf-weg"-Shampoo*** verwenden:

„LAUS-LAUF-WEG"-SHAMPOO

Auf 50 ml Neutral-Shampoo nehmen Sie für Ihr Kind im Kindergartenalter 5 Tropfen der oben genannten Mischung. Ab ca. 6 Jahren können Sie bis zu 8 Tropfen davon in das Shampoo mischen.

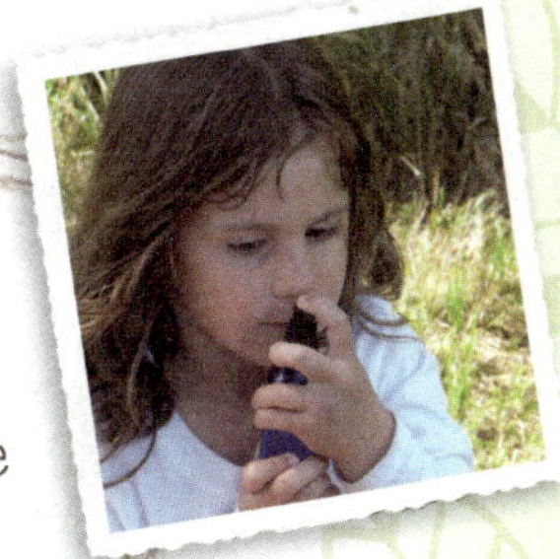

Tipp von Hanna-Theresa (5 Jahre):

„Igitt, Läuse! Die hat's bei uns im Kindergarten auch gegeben. Grauslich! Aber mit dem Shampoo von Tante Ingrid war's dann doch nicht so schlimm – das hat urgut gerochen, und dann wollten es alle ausprobieren!"

BLASEN VOM WANDERN

Wenn die Schuhe nicht ganz passen und drücken oder wenn eine Socke im Schuh verrutscht – eine Blase ist dann schnell passiert!

Was tun, wenn wir unterwegs sind und das Weitergehen zur Plage wird? Eine rasche erste Hilfe ist es, ein ***Breitwegerich-Blatt*** einfach zwischen Socke und Blase zu schieben. Vorher leicht anquetschen. Der Saft des Breitwegerichs beruhigt sofort und das Gehen ist wieder leichter.

Daheim hilft dann ein

FUSSBAD

mit 1 Esslöffel Meersalz, in das Sie vorher 4 Tropfen Lavendel fein hineingemischt haben. Das duftende Salz gibt man in warmes Wasser, Füße hinein. Nach dem Lavendel-Fußbad schützt man über Nacht die gedrückte Stelle mit einem Pflaster. Geben Sie bitte keine Salbe drauf, die würde die Blase nur aufweichen, aber nicht zum Verschwinden bringen. Bitte die Blase niemals aufstechen! Wenn sie aufgeplatzt ist, sollte man keinen Druck darauf ausüben.

ZAHNFLEISCHENTZÜNDUNG

Das ***Mundwasser*** mit Anis beruhigt und hilft, wenn einmal eine Zahnfleischentzündung entstanden ist oder ein Zahn gezogen werden musste.

MUNDWASSER BEI ZAHNFLEISCHENTZÜNDUNG

» 1 Teelöffel Sole (Salzlösung)
» 2 Tropfen Anis
» 1 Becher lauwarmes Wasser

Anstelle von Anisöl kann man beispielsweise auch 1 Tropfen Gewürznelke verwenden.

Bitte beachten Sie allerdings, dass diese Mundwässer erst für Kinder ab ca. 6 bis 7 Jahren geeignet sind. Sie sollten keinesfalls geschluckt, sondern wieder ausgespuckt werden.

Alternativ kann auch mit ***Salbeitee*** gespült werden. In diesem Fall lässt man den Salbeitee ca. 8 bis 10 Minuten ziehen, dadurch lösen sich die Gerbstoffe besser aus der Pflanze und wirken stark adstringierend.

Auch der Salbeitee sollte nicht geschluckt, sondern unbedingt wieder ausgespuckt werden.

INFEKTIONEN IM MUND- UND RACHENRAUM

sind in der Regel sehr schmerzhaft und hängen oftmals mit Schluckbeschwerden zusammen. Eine Gurgellösung kann hier Abhilfe schaffen:

GURGELLÖSUNG

» 2 Tropfen Bergamotte (*Citrus bergamiae*)
» 1 Tropfen Cajeput (*Melaleuca cajeputi*)
» 1 Teelöffel Sole (Salzlösung)
werden gemischt, in ein Glas mit warmem Wasser gegeben und damit wird gegurgelt.

WACHSTUMSSCHMERZEN

können sehr lästig sein und die Kinder oftmals recht behindern. Meist sind sie sehr indifferent und nicht wirklich zu lokalisieren. Hier hilft eine sanfte Massage mit dem

„ICH-WEISS-NICHT-WAS-MIR-EIGENTLICH-WEH-TUT-ABER-ES-TUT-WEH"-ÖL

» 30 ml Johanniskrautöl
» 2 Tropfen Lavendel fein (*Lavandula angustifolia*)
» 1 Tropfen Cajeput (*Melaleuca cajeputi*)
» 3 Tropfen Grapefruit (*Citrus paradisi*)

KLEINE VERLETZUNGEN UND SCHÜRFWUNDEN

Noch eine Möglichkeit für einen Roll-On, der in der Handtasche oder auch bei größeren Kindern leicht in der Schultasche Platz finden kann und als Erste Hilfe bei Schürfwunden oder kleinen Schnittverletzungen, Insektenstichen und ähnlichen unangenehmen Dingen zur Hand sein sollte.

ROLL-ON

» 5 ml Johanniskrautöl
» 4 Tropfen Lavendel fein
» 2 Tropfen Cistrose
» 1 Tropfen Immortelle
» 2 Tropfen Grapefruit oder Orange süß

Schmutzig bin ich auch recht froh!

Die meisten Kinder baden gerne, planschen vergnügt im Wasser herum. Aber irgendwann kommt bei vielen Kindern der „Bademuffel“ zum Vorschein. Duschen mögen die Kleinen meistens nicht, ab etwa 6 bis 8 hingegen beginnt sich dann das Duschvergnügen bei einigen zu regen (meist sind die Jungen dabei federführend, während sich Mädchen lieber in der Badewanne – am besten im Schaumbad – aalen).

Jedes Kind braucht ein gewisses Maß an Schmutz – schütteln Sie jetzt bitte nicht gleich Ihren Kopf! Der „gesunde“ Dreck hilft nämlich dem Immunsystem. Bekannt ist, dass Kinder, die des Öfteren auch mal schmutzig sein dürfen, zumeist weniger unter Allergien leiden als jene, die ständig in hygienisch-sauberem Umfeld leben.

Also gönnen Sie Ihrem Kind auch schon mal das Vergnügen, barfuß im Schlamm zu waten, mit Erde zu spielen und so richtig schmutzig zu werden! Und danach: Ab in die Wanne!

Genau genommen braucht es in erster Linie klares Wasser, um wieder sauber zu werden. Aber wie groß ist doch der Spaß, wenn sich in der Wanne auch mal „etwas tut“!

SPRUDELNDE BADEPRALINEN

können Sie leicht selbst herstellen:
Dazu benötigen Sie erst mal eine Silikon-Eiswürfelform, wie sie in jedem Kaufhaus erhältlich ist. Gemischt werden nun

- 50 g Backpulver (Speisesoda)
- 50 g Totes-Meer-Salz, fein gemahlen
- 1 gestrichener Teelöffel Kartoffelstärke
- 3 Esslöffel Kokosöl
- 5 Tropfen Rosenholz (*Aniba rosaeodora*)
- 5 Tropfen Blutorange

Speisesoda, Meersalz und Stärkepulver in eine Schüssel geben und gut durchmischen. Kokosöl im Topf sanft anschmelzen, die Zutaten dazugeben und gut vermischen.

Ätherische Öle dazugeben, in kleine Formen füllen. Für ½ Stunde ins Gefrierfach stellen, dann die Pralinen aus den Förmchen stürzen und über Nacht an einem kühlen, dunklen Ort hart werden lassen. Die Badepralinen lösen sich im Wasser sprudelnd auf.

Alternativ dazu kann man auch eine mild-schmeichelnde Bademilch selbst herstellen:

MILD-SCHMEICHELNDE BADEMILCH

» 1 Esslöffel Gummi-arabicum-Pulver wird mit ca. 2 Esslöffeln Mandelöl mit einem Mixstab zu einer dickflüssigen Emulsion gemischt. In diese Emulsion kann man nun ätherische Öle einrühren. Sehr hautpflegend sind beispielsweise
» 1 Tropfen Lavendel fein
» 2 Tropfen Rosenholz
» 1 Tropfen Mandarine rot
Gut vermischen und mit 50 ml Rosen- oder Lavendelhydrolat verrühren. Das gibt eine wunderbare Bademilch für Kinderhaut.

Kinder mögen auch ***buntes Duschgel***. Man kann dazu wunderbar flüssige Lebensmittelfarbe verwenden. Hier das einfache Rezept dazu:

BUNTES DUSCHGEL

» 50 ml destilliertes Wasser oder ein Hydrolat Ihrer Wahl
» 20 ml Betain
» 25 ml Facetensid
» 4 ml pflanzliches Glycerin
» ein paar Tropfen Lebensmittelfarbe nach Wahl

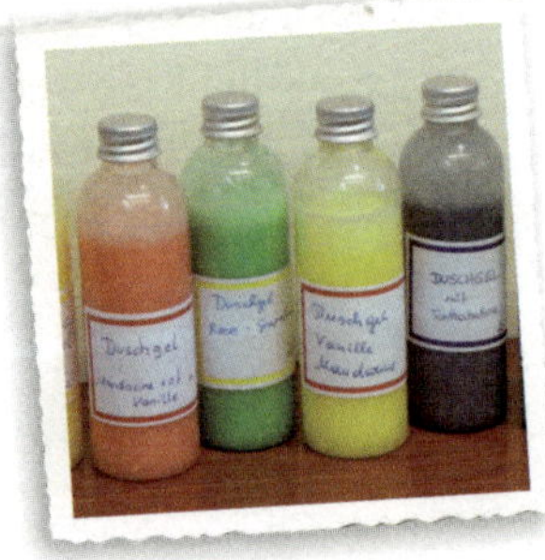

Alle Zutaten werden einfach miteinander vermischt, in eine Spenderflasche füllen – fertig!

Und falls Sie für Ihr Kind eine ***natürliche Zahncreme*** herstellen wollen, ist das ebenfalls gar nicht schwierig:

NATÜRLICHE ZAHNCREME

» 60 ml Hydrolat (am besten eignet sich dafür Salbei oder Bergamotteminze)
» 5 ml pflanzliches Glycerin
» ein paar Gramm weiße Heilerde
» 2 g Birkenzucker
» 3 Tropfen Grapefruit

Hydrolat und Glycerin mit gerade so viel Heilerde vermischen, bis eine dicke Paste entsteht, dann den Birkenzucker und das ätherische Öl einarbeiten. Es gibt im Handel auch Tuben, in die Sie die Masse einfüllen können.

Tipp von Julia (5 Jahre):

„... und wenn du keine Zahncreme hast, kannst auch ein Blatt vom Salbei nehmen – damit schrubbst dir dann die Zähne und es schmeckt gut! Mein Opa meint zwar, dass die Zähne dann nicht gut genug geputzt sind, aber besser so als gar nicht!"

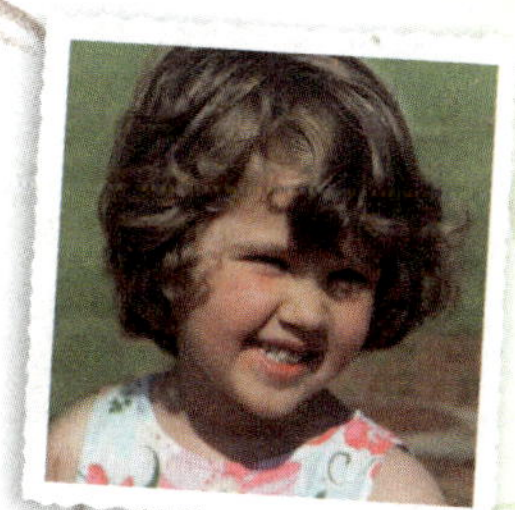

Ängste und Schlafprobleme

DUFTLAMPENMISCHUNG ZUM BESSEREN EINSCHLAFEN

» 2 Tropfen Kamille römisch
» 2 Tropfen Lavendel fein
» 4 Tropfen Mandarine rot
Davon 2 Tropfen in die Duftlampe geben.

Mit einem Lavendel-Mazerat (*Herstellung siehe Grundrezepte*) die Füße Ihres Sprösslings eincremen, wenn's ab ins Bett geht.

Alternativ können Sie auch das folgende Öl mischen:

„SCHLAF-GUT"-ÖLMISCHUNG FÜR DIE FUSSMASSAGE

» 50 ml Mandelöl
» 3 Tropfen Lavendel fein
» 2 Tropfen Mandarine rot
» 1 Tropfen Vanille

APFELSCHALENTEE

fördert ebenfalls das bessere Schlafen. Schmeckt gut, auch ungesüßt, und ist nebenbei noch hilfreich bei Hustenreiz.

Schulprobleme

LERNDOSE

In eine leere Cremedose gibt man 2 bis 3 Abschminkpads. Auf diese Pads tropfen Sie folgende Mischung:

» 1 Tropfen Lavendel fein
» 1 Tropfen Lavandin
» 1 Tropfen Grapefruit

Wenn Ihr Kind lernen soll: Dose holen, öffnen, auf den Schreibtisch stellen. Nach dem Lernen: Dose schließen und wegräumen.

Es ist ein kleines unterstützendes Ritual für Ihr Kind und Sie werden sehen, das Lernen geht gleich besser von der Hand.

Wenn der Duft verflüchtigt ist, einfach wieder nachtropfen.

Tipp von Victoria (10 Jahre):

„Lass dir den Duft auch auf ein kleines Stück Vlies tropfen und steck's in dein Federpennal – in der Schule duftet's dann beim Test auch so gut und dann schaffst du ihn leichter!"

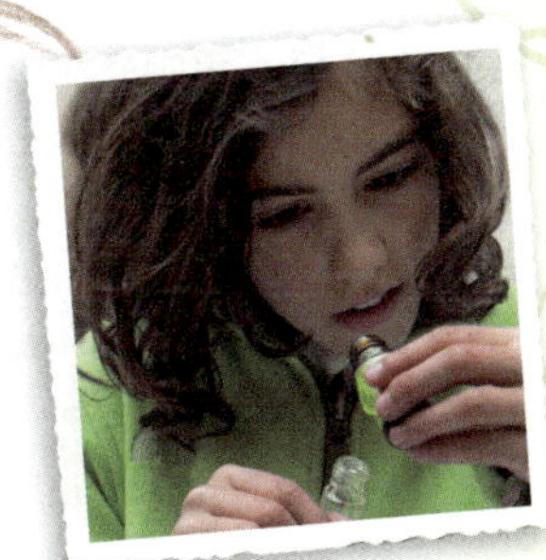

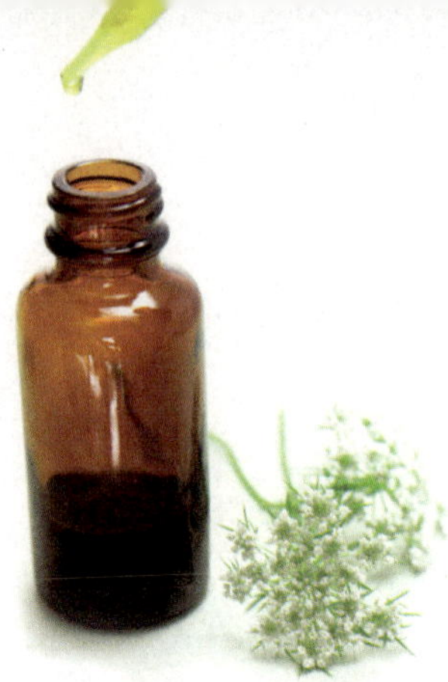

Grundrezepte

Grundrezept Raumspray

Sie benötigen:

» 1 Sprühflasche, 50 ml
» 5 ml Wodka
» 10 Tropfen ätherisches Öl Ihrer Wahl bzw. nach Empfehlung
» 45 ml destilliertes Wasser oder Hydrolat Ihrer Wahl

In die Sprühflasche werden die Zutaten in der oben angegebenen Reihenfolge zusammengemischt, verschließen, fertig!

Bitte nicht vergessen, die Flasche zu beschriften!

Grundrezept Mazerate

Für ein Mazerat – also einen Ölauszug – benötigen Sie:

» 1 Marmeladenglas, gut gereinigt (auskochen, danach mit Alkohol auswischen)
» 1 Handvoll Blüten Ihrer Wahl
» Sonnenblumenöl, Mandelöl, Olivenöl, Rapsöl …

Füllen Sie die Blüten in das Marmeladenglas. Günstig ist es, wenn das Pflanzenmaterial vorher etwa einen halben Tag auf einer Serviette ausgebreitet antrocknen konnte. Danach gießen Sie das fette Pflanzenöl über die Blüten. Achten Sie bitte darauf, dass die Blüten gut mit dem Öl bedeckt sind. Mit einem sauberen Holzlöffel können Sie die Blüten auch noch ein wenig hinunterdrücken. Dann mit dem Deckel locker verschließen.

Das Glas kommt an einen warmen Ort – er muss nicht unbedingt dunkel sein, aber bitte nicht in die pralle Sonne stellen. (Ausnahme ist Johanniskraut: Das gehört in die Sonne gestellt!)

Schütteln Sie Ihr Mazerat täglich vorsichtig durch. Nach ca. 4 bis 6 Wochen können Sie das Öl abseihen. Das geht am besten mit einem Stoff-Filter für Tee (Supermarkt). Nun wird das Öl in eine dunkle Flasche umgefüllt und die Flasche beschriftet.

Mazerate sind normalerweise ca. 1 Jahr haltbar. Sicherheitshalber sollten Sie aber immer wieder eine Geruchsprobe machen.

Grundrezept Tinkturen

Für eine Tinktur benötigen Sie:

» 1 Handvoll Pflanzenmaterial

» 1 Schraubverschlussglas (Marmeladenglas, gut gereinigt)

» Wodka oder Korn

Auch für die Tinktur wird das Pflanzenmaterial am besten ein wenig vorgetrocknet.

» In das Glas einfüllen und mit dem Alkohol übergießen.

» Etwa 4 Wochen stehen lassen und danach durch einen Kaffeefilter abgießen. Die Tinktur wird in dunkle Flaschen gefüllt und beschriftet.

Grundrezepte Salben

SALBE MIT BIENENWACHS

» 50 ml fettes Pflanzenöl (Mandelöl, Rapsöl, Jojobaöl, Olivenöl …)

» 4 g Bienenwachs

» max. 8 Tropfen ätherische Öle

Bienenwachs im Wasserbad schmelzen, vom Herd nehmen, Pflanzenöl und ätherische Öle einrühren, in den Salbentiegel füllen.

Haltbarkeit: ca. 1 Jahr

REZEPT MIT SHEABUTTER

» 20 g Sheabutter
» 10 bis 20 g fettes Pflanzenöl (Mandelöl, Rapsöl, Jojobaöl, Ringelblumenöl …), je nach gewünschter Konsistenz
» max. 6–8 Tropfen ätherische Öle

Sheabutter sanft schmelzen (bei ca. 30 °C) – kann im Winter beispielsweise neben der Heizung gemacht werden. Fettes Pflanzenöl einrühren, ätherische Öle dazu, in den Salbentiegel füllen.

Haltbarkeit: ca. 6 Monate

PFLEGECREME-REZEPT MIT LANOLIN

» 60 g Sheabutter
» 20 g Pflanzenöl oder Mazerat nach Wunsch
» 7 g Bienenwachs
» 5 g Lanolin anhydrid
» 10 ml Hydrolat nach Wahl
» max. 10 Tropfen ätherische Öle

Bienenwachs und Lanolin werden gemeinsam mit dem Pflanzenöl langsam im Wasserbad erhitzt (Bienenwachs schmilzt bei ca. 65 °C). Vom Herd nehmen und die Sheabutter einrühren.

Währenddessen das Hydrolat etwas anwärmen (geht im gleichen Wasserbad) und wenn die Sheabutter geschmolzen ist, unter ständigem Rühren in die Masse einbinden.

Danach die ätherischen Öle einrühren, in Tiegel füllen.

Haltbarkeit: ca. 3 Monate

REZEPT MIT KOKOSÖL

- » 30 g Bio-Kokosöl
- » 5 bis 10 g fettes Pflanzenöl (je nach gewünschter Konsistenz)
- » max. 6–8 Tropfen ätherische Öle

Kokosöl leicht anwärmen – schmilzt relativ rasch auch bei Zimmertemperatur! – Pflanzenöl einrühren, ätherische Öle dazumischen, in einen sauberen Salbentiegel füllen.

Haltbarkeit: ca. 3 Monate

Grundrezept Schüttelmixtur

Bei Schafblattern (oder Windpocken), aber auch beispielsweise bei Fieberblasen, hilft eine Schüttelmixtur mit Zinkoxid.

SCHÜTTELMIXTUR BEI ENTZÜNDETEN BLÄSCHEN

- » 1 Lotionflasche, 100 ml
- » 20 g Zinkoxid (aus der Apotheke)
- » 20 g Talkumpuder (aus der Apotheke)
- » 30 g Glycerol 85%ig (Apotheke)
- » 2 Tropfen ätherisches Bergamotteöl
- » 2 Tropfen ätherisches Rosenholz- oder Ho-Blatt-Öl
- » 1 Tropfen ätherisches Palmarosa-Öl
- » 30 bis 40 g Rosenhydrolat oder Melissenhydrolat

In einem Salatschüsserl (bitte vorher mit Alkohol ausreiben) vermischen Sie das Zinkoxid mit dem Talkumpuder und geben dann das Glycerol dazu. Sie erhalten eine ziemlich patzige Mischung. Darauf kommen nun die ausgewählten ätherischen Öle. Gut vermischen.

Zum Schluss wird mit dem Rosenhydrolat eine cremig-wässrige Lösung daraus hergestellt. Umfüllen in die Lotionflasche, fertig!

Diese Schüttelmixtur beruhigt die entzündeten Bläschen und kühlt auch ein wenig. Man kann sie ebenso bei Fieberblasen verwenden.

Rezepte gegen Husten, Schnupfen, Heiserkeit, Ohrenschmerzen, Bindehautentzündung, Fieber

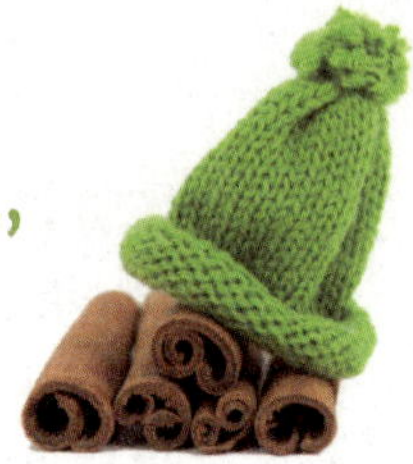

HUSTENBALSAM MIT LAVENDEL-ÖLMAZERAT UND/ODER THYMIAN-MAZERAT MIT THYMIAN LINALOOL

» 50 ml Lavendel-Ölmazerat (oder Thymian-Ölmazerat)
» 5 Tropfen Thymian linalool (ätherisches Öl)
gut verschütteln und sanft dosiert auf der Brust, dem Rücken und den Fußsohlen auftragen.

Kann ab 6 Monaten verwendet werden.

ÖLWICKEL BEI ERKÄLTUNGEN

Ein Ölwickel – meine Mutter hat das immer „Ölfleck" genannt – löst Verschleimungen und hartnäckigen Husten auf sanfte Weise.

Sie benötigen für den Wickel:

» 1 Esslöffel Olivenöl
» 1 angewärmtes Gästehandtuch
» 1 Schafwollpolsterl
» 1 Moltontuch oder Babydecke

Tragen Sie das Olivenöl auf dem Brustkorb und dem Hals des Kindes auf, darüber kommt das angewärmte Gästehandtuch, danach das angewärmte Schafwollpolsterl und darüber zum Fixieren das Moltontuch.

Nach ca. ½ Stunde wieder entfernen.

BRUSTBALSAM

Diesen Brustbalsam verwenden Sie für Ihr Kind bitte ab etwa 3 Jahren:

» 20 ml Mandelöl (*Prunus dulcis*)
» 10 ml Ringelblumenöl (*Calendula officinalis*)
» 3 Tropfen Cajeput (*Melaleuca cajeputi*)
» 2 Tropfen Lavendel fein (*Lavandula angustifolia*)
» 3 Tropfen Orange süß (*Citrus aurantium*)

HALSWICKEL

1. Ein **Topfenwickel** bei Halsschmerzen bringt oft rasche Linderung. Dazu gibt man auf ein Baumwolltuch etwas Topfen. Legen Sie den Wickel allerdings nicht rund um den Hals, sondern nur auf der Vorderseite auf. Mit einem Tuch befestigen und nach ca. ½ Stunde wieder entfernen.

2. Ein **Zwiebelwickel** hilft ebenfalls. Er wird genauso hergestellt wie der Wickel gegen Ohrenschmerzen. Auch er wird nur auf der Vorderseite des Halses angebracht.

3. Der **Kartoffelwickel** wird mit gekochten und zerstampften Erdäpfeln hergestellt. Die Masse wird auf ein Tuch gestrichen und warm – aber bitte nicht heiß! – auf dem Hals aufgelegt.

HALSWICKEL MIT ZITRONE BEI HALSSCHMERZEN

Die Bio-Zitronen werden in Scheiben geschnitten und auf ein gefaltetes Geschirrtuch (oder eine Stoffwindel) gelegt, wie Sie es auf dem Foto sehen. Darauf geben Sie ein Papiertaschentuch, damit die Zitronen nicht direkt auf der Haut zu liegen kommen. Der Wickel wird so aufgelegt, dass die Seite mit dem Taschentuch auf der Haut zu liegen kommt. Der Wickel darf nur von Ohr zu Ohr auf der Vorderseite des Halses liegen.

Mit einem großen Wolltuch den Wickel fixieren. Das wärmt und hält den Wickel an seinem Platz. Nach etwa ¾ Stunde den Wickel wieder entfernen.

Bitte testen Sie vor der Anwendung aus, wie die Haut Ihres Kindes auf Zitronensaft reagiert, und verwenden Sie dafür nur Bio-Zitronen!

WICKEL BEI MUMPS UND SCHARLACH

» 25 ml Ringelblumensalbe (siehe Grundrezept oder aus der Apotheke)
» 2 Tropfen Angelikawurzelöl (*Angelica archangelica*, ätherisches Öl)
» 2 Tropfen Cajeput (*Melaleuca cajeputi*)
» 2 Tropfen Zitrone (*Citrus limon*)
gut vermischen.

Sanft auf dem Hals auftragen und darüber locker ein warmes Halstuch binden.

SCHNUPFENSALBE

Eine Schnupfensalbe ist nach unserem Grundrezept rasch hergestellt. Sie wird unter dem Näschen aufgetragen und hilft beim Durchatmen.

Bitte richten Sie sich bei der Dosierung der ätherischen Öle nach den Empfehlungen für das entsprechende Alter. Und bedenken Sie immer: Weniger ist mehr!

Es eignen sich dafür vor allem folgende ätherischen Öle:
» Rosenholz
» Thymian linalool (Zitronenthymian)
» Myrte

„BLEIB GESUND"-ÖLMISCHUNG

in Erkältungszeiten als Unterstützung des Immunsystems

» 50 ml Mandelöl süß
» 2 Tropfen Thymian linalool
» 4 Tropfen Mandarine rot

Erkältungstees

Grundsätzlich gibt es eine ganze Reihe von Pflanzen, die sich für die Herstellung von Erkältungstees eignen.

Geben Sie Ihrem Baby mehrmals täglich jeweils 50 ml des jeweiligen Tees. Kinder ab 1 Jahr dürfen bis zu drei Mal täglich eine kleine Tasse trinken. Wechseln Sie die Tees von Zeit zu Zeit auch einmal aus, dann schmeckt's besser!

Bewährt haben sich folgende Tees für Kinder:
Eibisch: Diesen Tee können Kinder ab etwa 1 Jahr zu trinken bekommen. Eibisch enthält vor allem Schleimstoffe, die mild reizlindernd wirken.

Eibischtee (Wurzeln, Blätter oder Blüten) muss mit KALTEM Wasser angesetzt werden. Vor dem Trinken nur kurz erwärmen (nicht zu heiß!), da sonst die Schleimstoffe zerstört werden. Mehrmals täglich ein paar Schlucke davon trinken lassen.

Hagebutte: ebenfalls ab dem 1. Jahr geeignet.

ERKÄLTUNGSTEE MIT HAGEBUTTE

Für den ***Erkältungstee mit Hagebutte*** mischen Sie
» 20 g getrocknete Hagebutten (*Cynosbati fructus*)
» 10 g Holunderblüten (*Sambucus nigra flos.*)
» 10 g Lindenblüten (*Tiliae flos.*)

Gut vermischen und von dieser Mischung ½ Teelöffel mit einer Tasse kochendem Wasser übergießen, ca. 5 bis 8 Minuten ziehen lassen, abseihen, mit Honig oder Birkenzucker süßen.

Maximal 3 Tassen pro Tag zu trinken geben.

Mädesüß: Im Mädesüß ist Salicylsäure enthalten, die schmerzlindernd, entzündungshemmend und fiebersenkend wirkt.

ERKÄLTUNGSTEE MIT MÄDESÜSS

» 50 g Mädesüß-Blüten (*Filipendula ulmaria flos.*)
» 30 g Lindenblüten (*Tiliae flos.*)
» 10 g Kamillenblüten (*Matricariae flos.*)
» 10 g Hagebutten (*Cynosbati fructus*)
Von dieser Mischung bitte ½ Teelöffel mit einer Tasse kochendem Wasser übergießen, ca. 5 bis 8 Minuten ziehen lassen, abseihen, mit Honig oder Birkenzucker süßen.

Thymian: Eine Teemischung mit Thymian ist vor allem lösend und beruhigend, wenn Ihr Kind an Reizhusten, Bronchialkatharr oder Keuchhusten leidet. Allerdings: Bitte erst ab etwa ½ Jahr geben.

TEE GEGEN REIZHUSTEN MIT THYMIAN

» 30 g Thymian (*Thymus vulgaris*)
» 15 g Spitzwegerich (*Plantago lanceolata*)
» 10 g Fenchel süß (*Foeniculum fructus*)

Gut vermischen und von dieser Mischung ½ Teelöffel mit einer Tasse kochendem Wasser übergießen, ca. 5 Minuten ziehen lassen, abseihen, mit Honig oder Birkenzucker süßen.

ERKÄLTUNGSTEE MIT THYMIAN FÜR DIE KLEINSTEN (½ BIS 4 JAHRE)

Getrockneten Thymian und getrocknete Holunderblüten zu gleichen Teilen mischen und davon 1 g mit einer Tasse heißem Wasser übergießen, 5 Minuten ziehen lassen, abseihen und nach Geschmack süßen.

Schlüsselblumen: Auch sie sind schleimlösend, ebenso wie die Blüten der Königskerze. Eine hilfreiche ***Teemischung*** könnte für Ihr Kind auch so zusammengesetzt werden:

ERKÄLTUNGSTEE-MISCHUNG MIT SCHLÜSSELBLUMEN

» 30 g Schlüsselblumenblüten
» 10 g Königskerzenblüten
» 20 g Anisfrüchte
» 40 g Thymian

Wiederum gut vermischen, ½ Teelöffel davon mit einer Tasse kochendem Wasser übergießen, 5 Minuten ziehen lassen, abseihen, eventuell mit Honig süßen.

ROSENBLÜTENTEE

Bei Halsweh hilft vor allem den kleinen Prinzessinnen eine Tasse Rosenblütentee. 1 Esslöffel Rosenblüten mit 100 ml Wasser übergießen und 10 Minuten ziehen lassen.

BERUHIGUNGSTEE BEI HUSTEN UND KEUCHHUSTEN

für Kinder ab 2 Jahren:
» 15 g Fenchel
» 20 g Spitzwegerich
» 15 g Thymian
gut vermischen und davon 1 gestrichenen Teelöffel pro Tasse nehmen. Mit heißem Wasser übergießen, 10 Minuten ziehen lassen, abseihen. Schluckweise zu trinken geben.

Grundrezepte für Sirup

GESCHICHTETER SIRUP

In ein Marmeladeglas füllen Sie schichtweise die ausgewählten Kräuter und Rohrzucker bzw. Birkenzucker, bis das Glas gefüllt ist. Gut verschließen und dunkel und warm (am besten im Keller) aufbewahren. Nach etwa 2 Monaten sollte der Zucker flüssig geworden sein. Danach wird abgeseiht und in Flaschen gefüllt.

Auf diese Weise stellen Sie Spitzwegerichsirup, Löwenzahnsirup, Thymiansirup, Fichten- oder Tannenwipferlsirup u. a. her.

ERDKAMMERSIRUP

Auch hier füllen Sie die ausgewählten Kräuter und Rohrzucker oder Honig in ein Marmeladenglas. Gut verschließen und etwa ½ Meter tief im Garten vergraben. (Bitte markieren Sie sich den Platz, an dem Sie das Glas eingegraben haben, damit Sie es auch wieder finden …) Wie beim Grundrezept Nr. 1 wird nach 2 bis 3 Monaten der Zucker flüssig geworden sein. Abseihen und in Flaschen füllen.

AUSZUGS-SIRUP

Sirup für Saft wird etwas anders hergestellt:

Dazu benötigen Sie neben den entsprechenden Kräutern 2 Bio-Zitronen (oder alternativ 25 g Zitronensäure in kristalliner Form aus dem Reformhaus) und 500 g Zucker.

Die ausgewählten Kräuter, Früchte oder Blüten (Holunder, Johannisbeere, Melisse, Minze, Löwenzahn …) werden in eine große Schüssel gefüllt, die in Scheiben geschnittenen Zitronen kommen dazu, dann wird der Zucker darübergestreut und anschließend ca. 2 Liter abgekochtes Wasser dazugegossen. Mit einem Küchentuch abdecken und ca. 48 Stunden stehen lassen. Danach durch ein feines Sieb abgießen und in saubere Flaschen füllen.

Hustensirup-Rezepte im Einzelnen

THYMIANSIRUP

Der Thymiansirup kann genau genommen das ganze Jahr hergestellt werden. Man benötigt dazu lediglich ein paar frische Thymianzweige und Honig oder Zucker. Rezept siehe Grundrezept.

FICHTENWIPFERLSIRUP

Fichtenwipferln werden im Mai („Maiwipferln") gesammelt und mit Honig oder Birkenzucker zu einem Sirup verarbeitet.

Also im Frühling die frischen, hellgrünen Triebe der Fichten sammeln und kurz abschwemmen. Einige Minuten trocknen lassen und anschließend schichtweise abwechselnd mit Zucker in ein Marmeladenglas füllen.

Wenn Sie wollen, können Sie auch noch 1–2 Scheiben einer Bio-Zitrone hineinschichten, das macht einen feinen Geschmack.

Das Glas wird verschlossen und für etwa 2 Wochen in die Sonne gestellt. Danach lässt man das verschlossene Glas noch weitere 6 bis 8 Wochen im Warmen stehen (nicht mehr in der Sonne).

Nach insgesamt etwa 8 bis 10 Wochen hat sich ein bräunlicher Sirup im Glas gebildet. Durch ein Sieb gießen und in dunkle Flaschen füllen.

Dieser Sirup ist eine wohlschmeckende Hilfe bei Erkältungen.

Man gibt den Kindern bis zu 3 x täglich 1 Teelöffel davon oder süßt damit eine Tasse Kräutertee.

SPITZWEGERICHSIRUP

Spitzwegerich, auch Mittlerer Wegerich und Breitwegerich können zu einem wohlschmeckenden Sirup verarbeitet werden.

Zwei Methoden kann man dafür anwenden:

1. Erdkammersirup (siehe S. 194)
2. „gekochter" Sirup (siehe S. 196 „Hustensirup mit Frühlingskräutern")

VEILCHENSIRUP

1 Tasse frische Veilchenblüten werden mit ¼ l heißem Wasser übergossen.

Einen Tag stehen lassen. Dann abseihen, das Veilchenwasser wieder erhitzen und erneut über eine Tasse frischer Veilchenblüten gießen.

Nochmals einen Tag stehen lassen, abseihen und mit Honig vermischen, bis ein dickflüssiger Sirup entsteht.

HUSTENSIRUP MIT FRÜHLINGSKRÄUTERN

Dafür brauchen Sie:

» 2 g Schlüsselblumen- oder Primelblüten
» 5 g Veilchenblüten
» 5 g Lungenkrautblüten und -blätter
» 5 g Spitzwegerichblätter
» 500 ml Wasser
» ca. 200 g Honig (nach Geschmack)

Die Kräuter werden gut gemischt und mit dem kochenden Wasser übergossen. Ziehen lassen, abfiltern. Dann den Honig dazumischen und in dunkle Flaschen füllen.

ZWIEBELSAFT MIT HONIG

Zwiebeln in kleine Stücke schneiden und in ein Schraubverschlussglas füllen. Mit gut 3–4 Esslöffeln Honig (oder alternativ mit Kristallzucker) bedecken. Das Glas verschließen und etwa 12 bis 24 Stunden stehen lassen. Nach dieser „Ruhezeit" hat sich am Boden des Glases ein sirupartiger Saft gebildet. Nun wird der Zwiebelsaft durch ein Sieb abgegossen und in ein Glas gefüllt.

Dieser Zwiebelsaft hilft ausgezeichnet bei Husten und Heiserkeit.

Hustenzuckerl Grundrezept

SELBST GEMACHTE HUSTENZUCKERL

» 200 g Honig
» 150 ml Wasser
» 6 Teelöffel Kräuter
» kleine Eiswürfel-Silikonformen

Das Wasser wird zum Kochen gebracht und die Kräuter werden damit übergossen. Dieser Kräuterauszug sollte ca. 20 Minuten ziehen, dann wird abgeseiht.

Anschließend wird der Kräuterauszug mit dem Honig in einer Pfanne karamellisiert (bitte bei mittlerer Hitze und immer mit einem Holzkochlöffel zwischendurch umrühren, damit nichts anbrennen kann).

Wenn die Masse, die nun bereits ziemlich dick und klebrig ist, nach etwa ½ Stunde zu schäumen beginnt, rasch vom Herd nehmen und in die Silikonformen gießen.

Wenn sie gut abgekühlt sind, aus den Förmchen nehmen und kurz in Puderzucker oder Steviapuder wälzen, damit sie beim Aufbewahren nicht aneinanderkleben. Bei guter Lagerung, trocken und kühl, halten sie sich etwa 3 Monate.

Nach diesem Rezept können Sie verschiedene Zuckerl herstellen: Veilchen-, Salbei-, Thymian-, Lavendel- oder auch gemischte Zuckerl (Veilchen-Schlüsselblume beispielsweise …), ganz nach Geschmack.

OHRENSCHMERZEN

Bei Ohrenschmerzen gibt es zwei Möglichkeiten, Erleichterung zu schaffen.

OHRENSCHMERZEN-ÖLMISCHUNG NR. 1

Mischen Sie 3 Tropfen Johanniskrautöl mit 1 Tropfen Cajeput (ätherisches Öl), tränken Sie damit ein kleines Wattebäuschchen (bitte ein wenig ausdrücken) und geben Sie es vorsichtig in den vorderen Bereich des Ohrs. Bitte NIE hineindrücken!

Diese Variante eignet sich nur dann, wenn das Trommelfell intakt ist und erst ab dem Alter von 2 bis 3 Jahren!

OHRENSCHMERZEN-ÖLMISCHUNG NR. 2

Diese Variante eignet sich auch für Babys:
Mischen Sie 5 ml Jojobaöl und 5 ml Johanniskrautöl, geben Sie 2 Tropfen des ätherischen Thymian-linalool-Öls dazu und verstreichen Sie zart ein wenig dieser Mischung HINTER dem Ohr Ihres Kleinen.

OHRENTROPFEN

Dazu pressen Sie rohe Zwiebelstückchen durch eine Knoblauchpresse, füllen den Saft in eine kleine Flasche und träufeln mit einer Pipette einige Tropfen ins Ohr. Einen Wattebausch vorsichtig in die Ohrmuschel drücken (nicht zu tief hineindrücken!).

WICKEL GEGEN OHRENSCHMERZEN

Dazu hacken Sie eine Zwiebel sehr fein und verteilen sie auf einem Stück Verbandsstoff. Eine „Wurst“ daraus formen (nicht zu dick!) und um das Ohr legen. Mit einem Kopftuch befestigen und ca. ½ Stunde einwirken lassen.

Weitere Rezepturen

AUGENPROBLEME

WASCHUNG BEI BINDEHAUTENTZÜNDUNG

Bei Bindehautentzündung hilft eine sanfte Waschung mit Rosenhydrolat. Dabei ist darauf zu achten, dass das Rosenhydrolat absolut keine Konservierungsstoffe oder gar Alkohol enthält.

HARNWEGSINFEKTIONEN

Bei einer Harnwegsinfektion geht es vor allem darum, die Entzündung zu lindern und damit auch den Schmerz beim Harnlassen.

SITZBAD BEI HARNWEGSINFEKTIONEN

In eine Waschschüssel geben Sie ca. 2 ½ bis 3 Liter warmes Wasser (max. 38 °C). Mischen Sie in einen Esslöffel Milch oder Kaffeeobers 1 Tropfen Thymian linalool und 2 Tropfen Bergamotte. Diese Mischung emulgieren Sie nun in das warme Wasser. Setzen Sie Ihr Kind jetzt in die Waschschüssel. Nach etwa 10 Minuten abtrocknen.

Alternativ können Sie auch einen leichten Thymian-Tee für eine Waschung bzw. ein Sitzbad verwenden.

VERDAUUNGSPROBLEME

BAUCHMASSAGEÖL

» 3 Tropfen Mandarine rot (*Citrus reticulata*)
» 1 Tropfen Rosmarin verbenon (*Rosmarinus ct. verbenon*)
» 10 ml Mandelöl süß (*Prunus dulcis*)

BROMBEERBLÄTTER-TEE GEGEN DURCHFALL

ist auch für Säuglinge gut geeignet. Dosierung: 1 Teelöffel Brombeerblätter (*Rubus fruticosum fol.*) pro Tasse (= ca. 0,6 g).

HAUTPROBLEME

KÄLTESCHUTZ-SALBE

Bei Kälte hinaus ins Freie – natürlich geht das! Aber schützen Sie das Gesicht, die Ohren und die Hände Ihrer Kinder mit einer Kälteschutzsalbe! Wichtig ist dabei vor allem, dass im fertigen Produkt kein Wasseranteil enthalten ist.

RINGELBLUMEN-KÄLTESCHUTZSALBE

» 28 g Ringelblumen-Mazerat (entweder selbst hergestellt oder aus der Apotheke)
» 20 g Sheabutter
» 2 g Bienenwachs
» 2 g Lanolin anhydrid
» 2 Tropfen Lavendel fein
» 2 Tropfen Orange süß

Bienenwachs und Ringelblumen-Mazerat im Wasserbad erwärmen, bis das Bienenwachs geschmolzen ist. Lanolin anhydrid dazugeben, schmelzen lassen. Vom Herd nehmen. Zum Schluss kommt die Sheabutter dazu. Gut umrühren, damit sich alles gut miteinander verbindet. Ätherische Öle einrühren und in Tiegel füllen.

NEURODERMITIS UND PSORIASIS

HAUTBERUHIGENDE VOGELMIERE-WASCHUNG

Eine Handvoll Vogelmiere wird mit ¼ Liter heißem Wasser übergossen, 5 Minuten ziehen lassen, dann abseihen und mit der Flüssigkeit die juckenden Stellen abwaschen.

HAUTBERUHIGENDE STIEFMÜTTERCHEN-SALBE

» 50 g Stiefmütterchen-Mazerat (siehe Grundrezept für Mazerate)
» 80 g Sheabutter

Rühren Sie die Masse mit einem Mixstab so lange, bis Sie eine cremige, geschmeidige Substanz erhalten. Eventuell 2 Tropfen Lavendel fein und 2 Tropfen Manuka dazumischen.

HAUT- UND NAGELPILZE

Bei Pilzerkrankungen ist immer zu bedenken, dass sich diese im feucht-warmen Milieu besonders gut halten. Daher ist es wichtig, die betroffenen Stellen immer sauber und trocken zu haben.

MISCHUNG GEGEN NAGELPILZ

» 10 ml Jojobaöl
» 4 Tropfen Thymian linalool
» 4 Tropfen Palmarosa
» 2 Tropfen Manuka

Bitte die Haut um den betroffenen Nagel zuerst mit fetthaltiger Creme schützen, dann mit einem Wattestäbchen die Mischung vorsichtig auf den Nagel auftragen. Danach Baumwollsocken (oder Baumwollhandschuhe) anziehen, die täglich ausgekocht werden müssen, um eine Verbreitung der Pilzsporen zu vermeiden.

MISCHUNG GEGEN HAUTPILZ

Diese Mischung besteht aus den gleichen ätherischen Ölen wie die Mischung gegen Nagelpilz, allerdings verwenden wir hier 20 ml Jojobaöl, um die Haut nicht zu sehr zusätzlich zu strapazieren.

VERBRENNUNGEN

ERSTE HILFE BEI VERBRENNUNGEN

Kaltes Wasser darüberlaufen lassen. Danach 1–2 Tropfen Lavendel fein ausnahmsweise unverdünnt auf die Haut geben.

Bitte unbedingt bei gröberen Verbrennungen den Arzt aufsuchen!

SCHÜRF- UND SCHNITTWUNDEN

Schürfwunden haben die Eigenschaft zu „brennen". Am besten wirkt als Erste Hilfe ein Sprühstoß Rosenhydrolat oder Lavendelhydrolat zur Desinfektion. Gut ist es, wenn die Wunde „offen" bleiben darf, also keine Kleidung darüberkommt und kein Pflaster darübergeklebt wird. So verkrustet sie am raschesten.

Schnittwunden schließen sich am schnellsten, wenn man 1 Tropfen ätherisches Lavendelöl oder – wenn man es bei der Hand hat – Manukaöl pur darauf tropft. Auch Cistrose schließt eine Schnittwunde rasch – in Frankreich nennt man dieses ätherische Öl sogar „aromatische Naht".

Auch hier gilt: Größere Wunden gehören unbedingt in ärztliche Behandlung!

MISCHUNG FÜR SCHWER HEILENDE KLEINE WUNDEN

» 15 ml Hagebuttensamenöl
» 15 ml Macadamianussöl
» 3 Tropfen Cistrose (*Cistus ladanifer*)
» 3 Tropfen Lavendel fein (*Lavandula angustifolia*)

Zwei Mal täglich vorsichtig auftupfen.

BLAUE FLECKEN UND PRELLUNGEN

Gegen ***blaue Flecken*** hilft ein

ROLL-ON

» 5 ml Jojobaöl
» 5 Tropfen Immortelle (*Helichrysum italicum*)
» 5 Tropfen Lavendel fein (*Lavandula angustifolia*)

Bei Prellungen wirkt das ***„Tut-gar-nicht-mehr-weh"-Öl*** (auch das können Sie in einen Roll-On füllen):

„TUT-GAR-NICHT-MEHR-WEH"-ÖL

» 10 ml Johanniskrautöl
» 3 Tropfen Cajeput (*Melaleuca cajeputi*)
» 2 Tropfen Lavendel fein (*Lavandula angustifolia*)
» 3 Tropfen Grapefruit (*Citrus paradisi*)

HAARPFLEGE

Gegen juckende Kopfhaut hilft das

BERGAMOTTEMINZE-SHAMPOO

» 25 g Betain
» 40 ml Bergamotteminze-Hydrolat
» 1 g Glycerin, natürlich
» 1 Esslöffel Rewoderm
» 5 ml Mandelöl
» 2 g Nachtkerzenöl
» 1 g D-Panthenol
» 6 Tropfen Bergamotteminze (*Mentha citrata*)

Zuerst werden Betain und Hydrolat miteinander vermischt, dazu kommen Glycerin und Rewoderm, danach Mandelöl und Nachtkerzenöl, D-Panthenol und ätherisches Öl.

KAMILLEN-HAARSHAMPOO

hilft, wenn die Haare „fliegen":
» 100 ml Shampoo-Basis (Fertigprodukt aus Kokosöl)
» 5 ml Gänseblümchen-Mazerat
» 2 ml D-Panthenol
» 5 Tropfen Klettenwurzelöl (fettes Öl)
» 10 Tropfen ätherische Öle

Gut verschütteln und in eine Spenderflasche füllen.

BADEPRODUKTE

GRUNDREZEPT FÜR BADEÖL

» 70 ml Sonnenblumenöl
» 20 ml Kokosöl (anwärmen!)
» 10 ml Fluidlecithin BE
Gut miteinander vermischen.
Maximal 6 Tropfen ätherische Öle dazugeben.

HONIGBAD

» 2 Esslöffel Honig
» 2 Tropfen Rose
» 1 Tropfen Lavendel

BADEHERZCHEN

» 80 g Kakaobutter
» 20 g Kokosöl
» 20 g Mandelöl
» 15 g Fluidlecithin BE

Im Wasserbad schmelzen. Ätherische Öle (insgesamt 10 Tropfen) dazugeben und in Herzformen füllen. Für einige Stunden in den Kühlschrank zum Aushärten stellen.

KONZENTRATIONSSCHWIERIGKEITEN

DUFTLAMPENMISCHUNG FÜR BESSERE KONZENTRATION

» 3 Tropfen Cajeput (*Melaleuca cajeputi*)
» 2 Tropfen Rosenholz (*Aniba rosaeodora*)
» 4 Tropfen Grapefruit (*Citrus paradisi*)
Davon 3 Tropfen in die Duftlampe.

ROLL-ON BEI PRÜFUNGSANGST

» 5 ml Jojobaöl (*Simmondsia chinensis*)
» 2 Tropfen Rose (*Rosa centifolia*)
» 4 Tropfen Orange süß (*Citrus sinensis*)
» 1 Tropfen Lavendel fein (*Lavandula angustifolia*)
» 1 Tropfen Vetiver (*Vetiveria zizanioides*)
Bei Bedarf auf dem Puls auftragen.

SCHULKOPFSCHMERZEN

Immer dann, wenn eine Prüfung bevorsteht (Eine Ansage in der Volksschule gehört da auch dazu), bekommt Ihr Kind Kopfschmerzen?

Hier kann einerseits eine ***Stirnkompresse*** helfen:

STIRNKOMPRESSE

» 1 Tropfen Lavendel fein
» 1 Tropfen Zitrone
auf ein Papiertaschentuch getropft und gegen die Stirn gehalten, schenkt rasch Abhilfe!

Eine andere Möglichkeit ist auch hier ein

ROLL-ON

» 5 ml Jojobaöl
» 1 Tropfen Lavendel fein
» 1 Tropfen Zitrone
» 1 Tropfen Rosmarin Verbenon

Auf den Puls am Handgelenk aufgetragen – größere Kinder können sich das Öl gerne auch auf die Schläfen auftragen – hilft diese Mischung rasch und zuverlässig.

TRENNUNGSSCHMERZ

Ihr Kind fährt auf Landschulwoche oder Schikurs und leidet unter Trennungsschmerz? Da kann eine sanfte Massageölmischung Abhilfe schaffen:

MASSAGEÖLMISCHUNG

» 10 ml Mandelöl
» 2 Tropfen Atlaszeder
» 2 Tropfen Mandarine rot
» 1 Tropfen Rose in Jojoba

Füllen Sie die Mischung in einen 10-ml-Roll-On. Ihr Liebling kann sich dann diese Mischung auf den Puls am Handgelenk auftragen – beruhigt und hüllt ein!

„All Ding sind Gift
und nichts ist ohn' Gift,
allein die Dosis macht,
dass ein Ding kein Gift ist."

Paracelsus

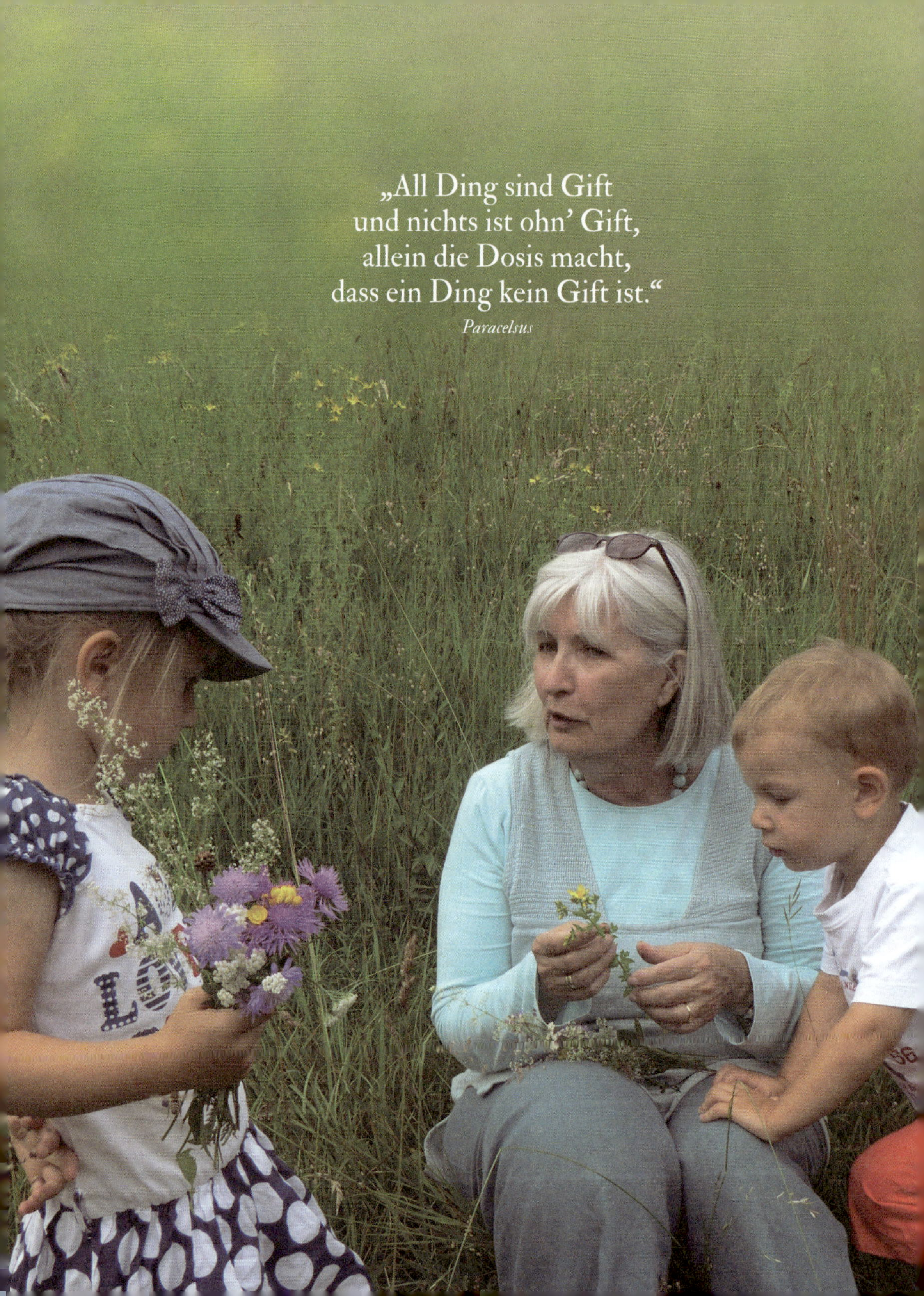

Allgemein gelten folgende Regeln:

1. Je jünger Ihr Kind ist, desto sparsamer sollten Sie ätherische Öle und Kräuterzubereitungen wie beispielsweise Tees anwenden.

2. Achtung auf das Gewicht Ihres Kindes: Zarte, leichtgewichtige Kinder vertragen weniger als kräftige, starke Kinder!

3. Ist Ihr Kind sehr sensibel, so sollte die Dosierung ebenfalls möglichst gering sein.

4. Bei älteren Kindern, etwa ab 9 Jahren, können Sie bereits individuellere Mischungen zusammenstellen.

5. Bei starken Schmerzen sind einmal ruhig auch höhere Dosen erlaubt, allerdings sollten diese nicht für Daueranwendungen eingesetzt werden.

6. Allerdings: Je großflächiger beispielsweise die IIaut bctroffen ist, desto sparsamer sollten Sie die pflanzlichen Substanzen auftragen.

7. Tragen Sie ätherische Öle bitte niemals pur im Gesicht bzw. in der Nähe von Augen und Näschen Ihres Kindes auf. Auch keine Wattebäuschchen mit ätherischen Ölen in die Nase stecken! Diese Anwendungen könnten zu unvorhergesehenen negativen Folgen führen (sogar bei Erwachsenen wird die Schleimhaut dabei extrem gereizt!).

Wo ist die Haut am aufnahmefähigsten?

Auf den Fußsohlen, den Handflächen, auf der Kopfhaut, der Stirn, den Armbeugen, aber auch an allen jenen Stellen, die reich an Haarausgängen sind, werden ätherische Öle am besten aufgenommen.

Daher ist es oft günstig, bei Erkältungskrankheiten beispielsweise, auch die Fußsohlen bei den Aromaanwendungen mit einzubeziehen.

Ist die Haut verletzt, so kann sie ebenfalls die Wirkstoffe aus den Kräutern und ätherischen Ölen gut aufnehmen, da eine geschädigte Haut keine Abwehr darstellt.

Bei Erkältungskrankheiten empfehle ich oft, eine Ölmischung auf Brust und Rücken aufzutragen und gleich im Anschluss daran einen feucht-warmen Wickel anzulegen. Durch die Wärme (und die Feuchtigkeit) kann das Ölgemisch ebenfalls besser seine Wirkung entfalten.

Ätherische Öle

Grundsätzlich gilt: Für Säuglinge bis zum 6. Monat sollte man ätherische Öle nur dann anwenden, wenn es sich um einen „Notfall" handelt.

Und wenn man ätherische Öle einsetzen möchte, so sollte man immer darauf achten, sie in einer entsprechenden Verdünnung zu verwenden (siehe ***Rezepturen***). Besser ist man beraten, wenn man Hydrolate, fette Pflanzenöle oder Tees für die Zwerge nimmt.

Beispielsweise sollte man jetzt noch keine ätherischen Öle (oder auch Tees) verwenden, die ganz auf die Schleimlösung ausgerichtet sind. Babys in diesem

Alter können den gelösten Schleim noch nicht abhusten, dieser bliebe „im Hals stecken“ und würde so (möglicherweise) zum Erstickungstod führen! Also bitte: Vorsicht walten lassen!

Nehmen Sie aber an, dass es doch besser wäre, ätherische Öle einzusetzen, so bietet die Tabelle einen ersten Überblick.

Ätherische Öle für Kleinkinder von 6 Monaten bis 3 Jahren: Auch Kleinkinder sollten noch nicht mit zu vielen ätherischen Ölen überfordert werden. Die kleinen Nasen verkraften zu starke Düfte nicht gut. Dennoch darf hier schon mal eine etwas größere Bandbreite an ätherischen Ölen eingesetzt werden.

Ab dem Alter von 3 Jahren tut man sich mit der Ölauswahl schon leichter. Robuste Kinder vertragen dann schon relativ viele verschiedene ätherische Öle. Dennoch sollten wir auch hier noch immer daran denken, dass wir es nicht mit kleinen Erwachsenen, sondern mit Kindern zu tun haben!

Im Zweifelsfall werfen Sie bitte einen Blick in die Tabelle ab S. 216, die Ihnen bei der Auswahl des richtigen ätherischen Öls für Ihr Kind behilflich sein soll.

Welches Hydrolat (= Pflanzenwasser) wann und wofür?

Bei Hydrolaten tut man sich für gewöhnlich etwas leichter als bei ätherischen Ölen, da die Gefahr, eine falsche Auswahl zu treffen, recht gering ist.

In der Tabelle auf S. 228 finden Sie eine Reihe von Pflanzenwässern, die besonders gut in der Kinderpflege eingesetzt werden können.

Fette Pflanzenöle, die für die Kinderpflege besonders geeignet sind

Auch bei den sogenannten „Trägerölen", den fetten Pflanzenölen, gilt es, die richtige Wahl zu treffen. In der Tabelle auf S. 230 finden Sie eine Übersicht, wann welches Öl für Ihr Kind das richtige ist.

Welcher Tee wann und wogegen?

Heilkräuter haben in der Volksheilkunde eine lange Tradition. Aus diesem alten Wissen heraus entstand diese Liste, die Ihnen die verschiedenen Anwendungsmöglichkeiten der für Kinder empfohlenen Kräuter aufzeigen soll.

Mit den Kräutertees ist das eine eigene Sache. Viele der Heilkräuter werden als Einzelpflanze dafür genutzt, bei einer großen Anzahl von Kräutern empfiehlt es sich, eine entsprechende Mischung herzustellen. In der nachfolgenden Liste finden Sie die Einzelkräuter aufgelistet, aus denen die verschiedenen empfohlenen Tees hergestellt werden können. Bei Unsicherheit lassen Sie sich bitte in der Apotheke Ihres Vertrauens beraten, man wird Ihnen dort auch die richtige Mischung zusammenstellen.

Was bekomme ich wo?

ÄTHERISCHE ÖLE, FETTE PFLANZENÖLE, HYDROLATE:

www.aina.at
www.aroma-aura.at
www.aromapflege.com
www.feeling.at
www.etherischeoele.de
www.maienfelser-naturkosmetik.de
www.primaveralife.de

NATURKOSMETISCHE ROHSTOFFE:

www.kosmetikmacherei.at
www.spinnrad.de
www.art-of-beauty.at

Was sind die Unterschiede zwischen Duftlampe, Vernebler und Co?

Was muss ich bei der Anwendung beachten?

Immer wieder werde ich gefragt, welche Form der Raumbeduftung vorteilhafter ist. Das ist schwierig zu beantworten, denn das hängt von mehreren Faktoren ab. Wichtig ist in jedem Fall, dass man bedenkt: Hält man sich im bedufteten Raum längere Zeit auf, so hat man das Gefühl, dass nach einer gewissen Zeit der Duft nicht mehr riechbar ist.

Ich empfehle daher, eine Duftlampe nach etwa ½ bis ¾ Stunde für ein Weilchen auszuschalten bzw. die Kerze auszulöschen. „Dann riecht man ja gar nichts mehr“, werden Sie jetzt sagen.

Dennoch: Die Wirkung ist nach wie vor vorhanden! Verlassen Sie nämlich den Raum für ein paar Minuten und kommen später wieder zurück, dann werden Sie merken, dass der Duft immer noch im Raum schwingt.

Betrachten wir die einzelnen Geräte der Reihe nach:

DUFTLAMPE MIT TEELICHT

Die Duftlampe mit Teelicht eignet sich nur dann für Ihre Raumbeduftung, wenn Sie sicher sein können, dass Ihr Kind nicht „neugierig“ ist und die Lampe als Spielzeug betrachtet oder als „Objekt der Begierde“. Offene Flammen sind nichts für kleine Kinderhände!

Bei einer Duftlampe mit offenem Licht – eigentlich die klassische Form, die bis vor einigen Jahren am gebräuchlichsten war – muss man allerdings immer darauf achten, dass die Wasserschale eine ausreichende Größe aufweist und der Abstand zwischen Flamme und Wasserschale nicht zu knapp bemessen ist. Das Wasser mit dem ätherischen Öl wird sonst zu heiß und verdunstet nicht, sondern beginnt manchmal gar zu sieden. Und das ist leider ganz und gar nicht günstig … Diese Duftlampen eignen sich vor allem für Räume bis zu 30 m^2.

ELEKTRISCHE DUFTLAMPE

Da gibt es eine ganze Reihe hübscher Objekte, die gleichzeitig auch der Raumgestaltung dienlich sein können, manche mit Glasschirmen in bunten Farben.

Eine elektrische Duftlampe besitzt eine Glasphiole, in der Sie Wasser gemeinsam mit ätherischen Ölen zur Verdunstung bringen. Durch die Wärme der Glühbirne wird die Mischung sanft erwärmt und es verbreitet sich der Duft im Raum. Ich mag diese Art der Raumbeduftung sehr gerne, weil man zumindest für 2 bis 3 Stunden nicht besondere Aufmerksamkeit darauf lenken muss, dass die Flüssigkeit zu heiß werden könnte.

Die elektrischen Duftlampen eignen sich für Raumgrößen bis ca. 20 m^2.

VERNEBLER

Seit einiger Zeit sind sogenannte Vernebler auf dem Markt. Mit diesen elektrisch betriebenen Geräten, die nicht heiß werden können, da sie mit Thermostat geregelt sind, hat man eine sehr feine Möglichkeit, ätherische Öle in den Raum zu „vernebeln“: Geformt sind sie meist wie Kegel, die an der Spitze eine Öffnung besitzen, durch die Dampf aufsteigt, der das ätherische Öl im Raum verteilt. Manche sehen aus wie kleine Vulkane … Auch hier wird das ätherische Öl gemeinsam mit Wasser ins Gerät gefüllt. Der Vernebler verdunstet die Mischung in vielen Mikropartikeln in die Raumluft und kann – beinahe ohne Geräusch – Räume bis ca. 30 m^2 beduften. Er schaltet sich automatisch aus, wenn das eingefüllte Wasser verbraucht ist.

AROMA-STREAM

Der Aroma-Stream wird ebenfalls elektrisch betrieben, allerdings ohne Wasser, nur mit ätherischem Öl. Das Öl wird auf ein Vlies getropft und mit einem leisen Ventilator-Gebläse im Raum verteilt. Das Vlies ist in einer Kartusche, die auf der Unterseite des Aroma-Streams eingelegt wird und die man leicht wechseln kann. Der Ventilator saugt die Luft durch das Vlies an und verbläst die ätherischen Öle so in die Raumluft.

Diese Geräte besitzen meist zwei Schaltstufen. Sie sind meiner Meinung nach erst sinnvoll ab einer Raumgröße von ca. 30 m^2. Man kann sie einfachheitshalber auch mit einer Zeitschaltuhr koppeln.

Beduften Sie jeweils ½ Stunde und machen Sie dann wieder 1 Stunde Pause, das wäre ideal.

AROMA-STEINE

Aroma-Steine aus glasierter Keramik gibt es in verschiedenen Formen und Farben. Diese Steine werden ebenfalls elektrisch betrieben. In die kleine Vertiefung wird zuerst etwas Wasser gegeben und darauf werden die ätherischen Öle getropft.

Aroma-Steine werden nicht heiß, sondern nur handwarm, und können daher ganz speziell auch in Räumen eingesetzt werden, in denen Kinder spielen. Die ätherischen Öle können nicht „anbrennen".

Aroma-Steine sind lediglich für kleine Räume bis max. 20 m^2 geeignet.

AIR-STICKS

Air-Sticks bestehen aus Holzstäbchen (meistens aus Peddigrohr), die in eine Flasche gesteckt werden, die aus einer Mischung aus ätherischen Ölen, Alkohol und pflanzlichem Glyzerin besteht. Sie eignen sich besonders für eine diskrete Beduftung.

DUFTSTEINE

Dabei handelt es sich um Keramikduftsteine, die nicht glasiert wurden. Auf den Stein wird das ätherische Öl unverdünnt aufgeträufelt und er gibt den Duft langsam wieder an den Raum ab.

Diese Steine eignen sich beispielsweise gut am Nachtkästchen, um einen „Schlafduftimpuls" zu setzen.

DUFTBRUNNEN

Der Duftbrunnen kombiniert die Luftbefeuchtung eines Raums mit der stimulierenden Wirkung ätherischer Öle. Dadurch entsteht ein sehr angenehmes Raumklima. Duftbrunnen erhalten Sie in den verschiedensten Varianten. Sie eignen sich zur Beduftung von Räumen bis zu ca. 25 m^2.

Name	Botanische Bezeichnung	Wirkung	Kontraindikationen
Amyris „Westindisches Sandelholz“	*Amyris balsamifera*	hautpflegend, harmonisierend, gegen Stress	keine
Angelikawurzel	*Angelica archangelica*	desinfizierend, entzündungshemmend, schleimlösend, verdauungsfördernd, Nervosität, Stress, Angst, Schlafstörungen	wegen der Inhaltsstoffe: nicht vor einem Sonnenbad
Anissamen	*Pimpinella anisum*	antibakteriell, verdauungsfördernd, entkrampfend, entspannend	Keine langfristige Anwendung, Dosierung beachten!
Atlaszeder	*Cedrus atlantica*	Schnupfen, Bronchitis, Harnwegsinfektionen, Nervosität, Hautpflege	Nicht anwenden bei Epilepsie!
Benzoe Siam	*Styrax tonkinensis*	Hautprobleme, Beruhigung, Schlafunterstützung	nicht bei Babys
Bergamotte	*Citrus bergamia*	Wundheilung, entzündungshemmend, Angst, Depression, Stress, Infektionskrankheiten	nicht vor einem Sonnenbad
Bergamotte-minze	*Mentha citrata*	Lernhilfe, Hautpflege, Hilfe gegen Juckreiz	keine
Blutorange	*Citrus sinensis mori*	Hilfe gegen Lichtmangel, Nervosität, Stress	nicht vor einem Sonnenbad
Cajeput	*Melaleuca cajeputi Melaleuca leucadendron*	Erkältungen, Schmerzlinderung, Konzentrationsförderung	nicht für Babys bis 6 Monate
Cistrose	*Cistus ladaniferus L.*	Hautprobleme, Akne, Neurodermitis, Psoriasis, Scharlach, Keuchhusten, Blasenentzündung	keine

Babys 0–6 Monate	Babys 6–12 Monate	Kinder 1–3 Jahre	Kinder 3–6 Jahre	Kinder 6 +	Teenager
ur in der uftlampe	nur in der Duftlampe	Hautpflege, Duftlampe	Hautpflege, Duftlampe	Hautpflege, Duftlampe	Hautpflege, Duftlampe
cht einsetzen	nicht einsetzen	Duftlampe	Duftlampe	Duftlampe	Balsam, Duftlampe
uchmassage i Koliken	Bauchmassage bei Koliken	Bauchmassage bei Koliken	Bauchmassage	Bauchmassage	Bauchmassage
cht einsetzen	nur in der Duftlampe	Duftlampe, Harnwegs-infektion	Duftlampe, Harnwegs-infektion, Hautprobleme	Duftlampe, Harnwegs-infektion, Hautprobleme	Duftlampe, Harnwegs-infektion, Hautprobleme, Schulprobleme
ur in der uftlampe	nur in der Duftlampe	Hautpflege, Duftlampe	Hautpflege, Duftlampe	Hautpflege, Duftlampe	Hautpflege, Duftlampe
cht einsetzen	nur in der Duftlampe	Hautpflege, Duftlampe	Hautpflege, Duftlampe	Hautpflege, Duftlampe	Hautpflege, Duftlampe
cht einsetzen	nur in der Duftlampe	Hautpflege, Duftlampe	Hautpflege, Duftlampe	Hautpflege, Duftlampe	Hautpflege, Duftlampe
ur in der uftlampe	nur in der Duftlampe	Duftlampe	Duftlampe	Duftlampe	Balsam, Duftlampe
ur in der uftlampe	Erkältungs-balsam, Duftlampe	Erkältungs-balsam, Duftlampe	Erkältungs-balsam, Duftlampe	Erkältungs-balsam, Duftlampe, Lernhilfe	Erkältungs-balsam, Duftlampe, Lernhilfe
cht einsetzen	nicht einsetzen	Verletzungen, Neurodermitis, Psoriasis, Scharlach, Keuchhusten	Verletzungen, Neurodermitis, Psoriasis, Scharlach, Keuchhusten	Verletzungen, Neurodermitis, Psoriasis, Scharlach, Keuchhusten	Akne, Verletzungen, Neurodermitis, Psoriasis, Scharlach, Keuchhusten

Name	Botanische Bezeichnung	Wirkung	Kontraindikationen
Dille	*Anethum graveolens*	Beruhigung, krampfstillend	keine
Eucalyptus citriodora Zitroneneukalyptus	*Corymbia citriodora*	Insektenschutz	keine
Eucalyptus globulus	*Eucalyptus globulus*	Erkältungen	Niemals für Kinder unter 3–4 Jahren! Kann zu Atemstillstand führen!
Eucalyptus staigeriana	*Eucalyptus staigeriana*	Erkältungen, psychosomatische Beschwerden	keine
Fenchel	*Foeniculum vulgare dulcis*	Verdauungsprobleme, Erkältungen, Bronchitis	Keine langfristige Anwendung, Dosierung beachten!
Gewürznelke	*Syzygium aromaticum*	beruhigend, „Weihnachtsduft", konzentrationsfördernd, Insektenschutz	Achtung: hautreizend!
Grapefruit	*Citrus paradisi Citrus decumana*	geistig erfrischend, belebend, durchblutungsfördernd, Keuchhusten, Bronchitis, Pubertätskrisen, Ängste	keine
Immortelle	*Helichrysum italicum Helichrysum angustifolia*	Bluterguß, Prellungen, Verletzungen, Psoriasis, Sonnenschutz	Dosierung beachten!
Kamille römisch	*Chamamaelum nobilis, Anthemis nobilis*	Zahnungsschmerzen, Säuglingskolik, Schnupfen, Hautpflege, Stress, Schlafprobleme, Hyperaktivität	Dosierung beachten!
Koriandersamen	*Coriandrum sativum*	grippale Infekte, Erschöpfung, Konzentrationsstörungen	keine Nebenwirkungen

Babys 0–6 Monate	Babys 6–12 Monate	Kinder 1–3 Jahre	Kinder 3–6 Jahre	Kinder 6 +	Teenager
ähungen, armträgheit	Darmträgheit	Darmträgheit	Darmträgheit	Darmträgheit	Darmträgheit
ır in der uftlampe	nur in der Duftlampe	nur in der Duftlampe	nur in der Duftlampe	nur in der Duftlampe	nur in der Duftlampe
iemals, kann ı Atemstill-and führen!	Niemals, kann zu Atemstill-stand führen!	Niemals, kann zu Atemstill-stand führen!	vorsichtig dosiert in der Duftlampe	Duftlampe, Erkältungs-balsam	Duftlampe, Erkältungs-balsam
ır in der Duft-mpe	Erkältungsbal-sam, Duftlampe	Erkältungsbal-sam, Duftlampe	Erkältungsbal-sam, Duftlampe	Duftlampe, Er-kältungsbalsam	Duftlampe, Er-kältungsbalsam
ähungen, armträgheit	Blähungen, Darmträgheit	Blähungen, Darmträgheit	Darmträgheit	Darmträgheit	Darmträgheit, Menstruations-probleme
ır in der uftlampe	nur in der Duftlampe	nur in der Duftlampe	nur in der Duftlampe	nur in der Duftlampe	nur in der Duftlampe
ır in der ıftlampe	nur in der Duftlampe	Keuchhusten, Bronchitis, Hustenbalsam, Duftlampe	Keuchhusten, Bronchitis, Hustenbalsam, Duftlampe	Keuchhusten, Bronchitis, Hustenbalsam, Duftlampe	Keuchhusten, Bronchitis, Hustenbalsam, Duftlampe
ır in der ıftlampe	Sonnenschutz-balsam, Verletzungen	Sonnenschutz balsam, Verletzungen	Bluterguss, Prellungen, Verletzungen, Psoriasis, Sonnenschutz	Bluterguss, Prellungen, Verletzungen, Psoriasis, Sonnenschutz	Bluterguss, Prellungen, Verletzungen, Psoriasis, Sonnenschutz
ıhnen, ıuglingskolik: ırperlich kältungen: ıftlampe	Zahnen, Kolik, Erkältungen, Duftlampe, Hautpflege	Schnupfen, Hautpflege, Schmerzen, Schlafprobleme, Duftlampe	Schnupfen, Hautpflege, Schmerzen, Schlafprobleme, Duftlampe	Schnupfen, Hautpflege, Schmerzen, Schlafprobleme, Duftlampe	Schnupfen, Hautpflege, Schmerzen, Schlafprobleme, Duftlampe
cht einsetzen	nicht einsetzen	nur in der Duftlampe	nur in der Duftlampe	nur in der Duftlampe	Balsam, Duftlampe

Name	Botanische Bezeichnung	Wirkung	Kontraindikationen
Kreuzkümmel	*Cuminum cyminum*	krampflösend, blähungswidrig, kann anstelle von Kümmel eingesetzt werden	keine
Kümmel	*Carum carvi*	krampflösend, blähungswidrig, kann anstelle von Kreuzkümmel eingesetzt werden	keine
Lavandin Super	*Lavandula intermedia Lavandula hybrida*	belebend, konzentrationsfördernd, wundheilend, bei Erkältungen, gegen Schmerzen, Nebenhöhlen-beschwerden, Insektenschutz	keine
Lavendel fein	*Lavandula angustifolia*	beruhigend, bei Kopfschmerzen, Hautprobleme, Erkältungen, Verbrennungen, Insektenstiche, Schlafprobleme, Angst, Stress	keine
Lemongrass	*Cymbopogon flexuosus Cymbopogon citratus*	regt Immunsystem an, geistig erfrischend, insektenabwehrend, schmerzlindernd, Akne	Hautreizungen möglich! Nicht bei Babys und Kleinkindern anwenden!
Mandarine rot	*Citrus reticulata*	beruhigend, einhüllend, entspannend, Schlafprobleme, Angst, Unruhe	keine
Manuka	*Leptospermum scoparium*	Juckreiz, Hautprobleme, Wunden, Fußpilz, Stress, Erkältung, Stärkung des Immunsystems	keine
Melisse	*Melissa officinalis*	beruhigend, gegen Stress, Menstruationskrämpfe, entspannend, Schlafprobleme, bei Heuschnupfen und Asthma, antiviral, Fieberblasen	Dosierung beachten!

Babys 0–6 Monate	Babys 6–12 Monate	Kinder 1–3 Jahre	Kinder 3–6 Jahre	Kinder 6 +	Teenager
ähungen, armträgheit	Blähungen, Darmträgheit	Blähungen, Darmträgheit	Darmträgheit	Darmträgheit	Darmträgheit
ähungen, armträgheit	Blähungen, Darmträgheit	Blähungen, Darmträgheit	Darmträgheit	Darmträgheit	Darmträgheit
icht einsetzen	nur in der Duftlampe	nur in der Duftlampe	Erkältungs-balsam, Duftlampe	Erkältungs-balsam, Duftlampe, Lernhilfe	Erkältungs-balsam, Duftlampe, Lernhilfe
autpflege, isektenstiche	Hautpflege, Erkältungen, Verbrennungen, Insektenstiche, Schlafprobleme, körperlich und Duftlampe	Hautpflege, Erkältungen, Verbrennungen, Insektenstiche, Schlafprobleme, körperlich und Duftlampe	Hautpflege, Erkältungen, Verbrennungen, Insektenstiche, Schlafprobleme, körperlich und Duftlampe	Hautpflege, Erkältungen, Verbrennungen, Insektenstiche, Schlafprobleme, körperlich und Duftlampe	Hautpflege, Erkältungen, Verbrennungen, Insektenstiche, Schlafprobleme, körperlich und Duftlampe
icht einsetzen	nicht einsetzen	nur in der Duftlampe	nur in der Duftlampe	nur in der Duftlampe	nur in der Duftlampe
autpflege, uftlampe	Hautpflege, Duftlampe	Hautpflege, Duftlampe	Hautpflege, Duftlampe	Hautpflege, Duftlampe	Hautpflege, Duftlampe
autpflege	Hautpflege	Hautpflege	Juckreiz, Haut-probleme, Wunden, Fußpilz, Stress, Erkältung, Stärkung des Immunsystems	Juckreiz, Haut-probleme, Wunden, Fußpilz, Stress, Erkältung, Stärkung des Immunsystems	Juckreiz, Haut-probleme, Wunden, Fußpilz, Stress, Erkältung, Stärkung des Immunsystems
cht einsetzen	nicht einsetzen	nur in der Duftlampe	Schlafprobleme, Heuschnupfen, Asthma, Fieberblasen, Duftlampe	Schlafprobleme, Heuschnupfen, Asthma, Fieberblasen, Duftlampe	Schlafprobleme, Heuschnupfen, Asthma, Fieberblasen, Menstruati-onskrämpfe, Duftlampe

Name	Botanische Bezeichnung	Wirkung	Kontraindikationen
Mimose	*Acacia dealbata*	angstlösend, bei Stress, Hautpflege (Akne)	keine
Muskateller-salbei	*Salvia sclarea*	Hautpflege (Akne, Schuppen, Schweiß, Pilze), schenkt Mut, Hormonprobleme	Dosierung beachten!
Myrte	*Myrtus communis*	Erkältungen, Heuschnupfen, Immunstärkung, Ohrenentzündungen, Hautpflege (Akne)	keine
Narde	*Nardostachys jatamansi*	erdend, krampflösend, entspannend, beruhigend	Dosierung beachten!
Neroli	*Citrus aurantium ssp. aurantium flos.*	Schocköl! Asthma, Pseudo-Krupp, Kehlkopfentzündung, Stress, Angst, krampflösend, einhüllend, stimmungshebend, Hautprobleme	keine
Niaouli	*Melaleuca quinquenervia*	Erkältungen, Verletzungen, Immunsystem, Hautprobleme, konzentrationsfördernd	keine
Orange süß	*Citrus sinensis*	Stress, Angst, Beruhigung, krampflösend	keine
Palmarosa	*Cymbopogon martinii*	fiebersenkend, antiviral, krampflösend, Akne, Hautprobleme allgem., Pilze	keine
Patchouli	*Pogostemon patschuli*	wundheilend, erkältungswirksam, hautpflegend, Akne!, Pilze, Nervosität, kraftspendend	keine

Babys 0–6 Monate	Babys 6–12 Monate	Kinder 1–3 Jahre	Kinder 3–6 Jahre	Kinder 6 +	Teenager
icht einsetzen	nicht einsetzen	nur in der Duftlampe	nur in der Duftlampe	nur in der Duftlampe	Hautpflege (Akne), Duftlampe
icht einsetzen	nicht einsetzen	nicht einsetzen	nicht einsetzen	nicht einsetzen	Hautpflege (Akne, Schuppen, Schweiß, Pilze), schenkt Mut, Hormon-probleme
icht einsetzen	nur in der Duftlampe	Erkältungs-balsam, Duftlampe	Erkältungs-balsam, Duftlampe	Erkältungs-balsam, Duftlampe, Lernhilfe	Erkältungs-balsam, Hautpflege, Duftlampe, Lernhilfe
icht einsetzen	nicht einsetzen	nicht einsetzen	nicht einsetzen	nur in der Duftlampe	Duftlampe, Balsame
autpflege, seudo-Krupp, uftlampe	Hautpflege, Pseudo-Krupp, Duftlampe	Hautpflege, Pseudo-Krupp, Duftlampe	Hautpflege, Schlafprobleme, Duftlampe	Hautpflege, Schlafprobleme, Duftlampe	Hautpflege, Schlafprobleme, Duftlampe
icht einsetzen	nur in der Duftlampe	Erkältungs-balsam, Duftlampe	Erkältungs-balsam, Duftlampe	Erkältungs-balsam, Duft-lampe, Lernhilfe	Erkältungs-balsam, Duft-lampe, Lernhilfe
ur in der uftlampe	nur in der Duftlampe	Pflegeöl, Pflegebalsam, Duftlampe	Hautpflege, Duftlampe	Hautpflege, Duftlampe	Hautpflege, Duftlampe
ur in der uftlampe	Fieberwickel, Duftlampe	Pflegeöl, Pflegebalsam, Fieberwickel, Duftlampe	Pflegeöl, Pflegebalsam, Fieberwickel, Duftlampe	Pflegeöl, Pflegebalsam, Fieberwickel, Duftlampe	Pflegeöl, Pflegebalsam, Akne, Fieberwickel, Duftlampe
icht einsetzen	nicht einsetzen	nicht einsetzen	nicht einsetzen	nur in der Duftlampe	Duftlampe, Hautpflege

Name	Botanische Bezeichnung	Wirkung	Kontraindikationen
Pfefferminze	*Mentha piperita*	erfrischend, klärend, antibakteriell, wundheilend	NIE für Bäder! Nicht für Babys und Kleinkinder!
Rose	*Rosa damascena* *Rosa centifolia*	beruhigend, angstlösend, einhüllend, hautpflegend, erkältungswirksam	für Kinder nur die wasserdampfdestillierte Rose verwenden
Rosengeranie	*Pelargonium graveolens* *Pelargonium odoratissimum*	Erkältungen, Hautprobleme, Ekzeme, Hormonregulierung, Stress, Ärger, Erschöpfung, Insektenschutz	Dosierung beachten!
Rosenholz	*Aniba rosaeodora*	hautpflegend, erkältungswirksam (HNO-Erkrankungen), Angst, Schlafprobleme, Unruhe	keine
Rosmarin verbenon	*Rosmarinus officinalis verbenon*	hautpflegend, erkältungswirksam, krampflösend	keine
Sandelholz	*Santalum album*	Immunsystem, hautpflegend, juckreizstillend, Akne, Bronchitis, Kehlkopfentzündung, Blasenentzündung	keine
Thymian linalool Zitronenthymian	*Thymus vulgaris ct. linalool*	Immunsystem, Harnwegsinfektion, HNO-Probleme, stärkt das Selbstbewusstsein	keine
Tonka	*Dypterix odorata*	beruhigend, einhüllend, entspannend, Schlafprobleme, Angst, Unruhe	keine
Vanille	*Vanilla planifolia* *Vanilla fragrans*	beruhigend, einhüllend, entspannend, Schlafprobleme, Angst, Unruhe	keine
Vetiver	*Vetiveria zizanioides*	erdend, krampflösend, entspannend, beruhigend, hautpflegend, stärkt das Selbstbewusstsein	keine

Babys 0–6 Monate	Babys 6–12 Monate	Kinder 1–3 Jahre	Kinder 3–6 Jahre	Kinder 6 +	Teenager
icht einsetzen	nicht einsetzen	nicht einsetzen	nur in der Duftlampe	Duftlampe, Duschgel	Duftlampe, Duschgel
autpflege, uftlampe	Hautpflege, Duftlampe	Hautpflege, Duftlampe	Hautpflege, Duftlampe	Hautpflege, Duftlampe	Hautpflege, Duftlampe
ur in der uftlampe	nur in der Duftlampe	nur in der Duftlampe	nur in der Duftlampe	Hautpflege, Duftlampe	Hautpflege, Duftlampe
INO-Erkran- ungen, uftlampe, autpflege	HNO-Erkran- kungen, Duftlampe, Hautpflege	HNO-Erkran- kungen, Duftlampe, Hautpflege	HNO-Erkran- kungen, Duftlampe, Hautpflege	HNO-Erkran- kungen, Duftlampe, Hautpflege	HNO-Erkran- kungen, Duftlampe, Hautpflege
ur in der uftlampe	nur in der Duftlampe	HNO-Erkran- kungen, Duftlampe, Hautpflege	HNO-Erkran- kungen, Duftlampe, Hautpflege	HNO-Erkran- kungen, Duftlampe, Hautpflege	HNO-Erkran- kungen, Duftlampe, Hautpflege
icht einsetzen	nicht einsetzen	nur in der Duftlampe	nur in der Duftlampe	Hautpflege, Duftlampe	Hautpflege, Duftlampe
ur in der uftlampe	Erkältungs- balsam, Duftlampe	Erkältungs- balsam, Duftlampe	Erkältungs- balsam, Duftlampe	Erkältungs- balsam, Duftlampe, Lernhilfe	Erkältungs- balsam, Duftlampe, Lernhilfe
icht einsetzen	nur in der Duftlampe	nur in der Duftlampe	nur in der Duftlampe	nur in der Duftlampe	nur in der Duftlampe
ur in der uftlampe	nur in der Duftlampe	nur in der Duftlampe	Lippenschutz- balsam, Duftlampe	Lippenschutz- balsam, Duftlampe	Lippenschutz- balsam, Duftlampe
icht einsetzen	nicht einsetzen	nicht einsetzen	nicht einsetzen	nur in der Duftlampe	Spezialpflege, Duftlampe

Name	Botanische Bezeichnung	Wirkung	Kontraindikationen
Virginia-Zeder	*Juniperus virginiana*	Akne, Ekzeme, Atemwegsinfektionen, Bronchitis, Blasenentzündungen	nicht bei Epilepsie
Weißtanne	*Abies alba*	Erkältungen, Raumluftdesinfektion	keine
Ysop decumbens	*Hyssopus off. decumbens*	schleimlösend, erkältungswirksam, Herpes, Asthma, nervenstärkend, angstlösend	Nicht für Kinder unter drei Jahren!
Zimtblatt	*Cinnamomum ceylanicum Cinnamomum verum*	entspannend, entkrampfend, beruhigend, einhüllend	Nur in der Duftlampe!
Zirbelkiefer	*Pinus cembra*	Erkältungen, Raumluftdesinfektion, schenkt Lebenskraft	keine
Zitrone	*Citrus limon L.*	Raumluftdesinfektion, Verdauungsbeschwerden, fiebersenkend, Warzenbehandlung, Konzentrationsförderung	keine
Zypresse	*Cupressus sempervirens*	Verletzungen, krampflösend, schweißhemmend, schmerzlindernd, beruhigend, Unruhe, Selbstvertrauen, Keuchhusten, Insektenabwehr	keine

Weiterbildungen

AROMATHERAPIE

Ausbildungsinstitut für Aromatologie und Blütenberatung
Kurse in Österreich, Seminare und Vorträge auch in der Schweiz und in Deutschland
Ingrid Kleindienst-John, Buchbacherstrasse 91,
A-2630 Buchbach bei Ternitz, E-Mail: ingrid@aromaexperten.at
www.aromaexperten.at

Babys 0–6 Monate	Babys 6–12 Monate	Kinder 1–3 Jahre	Kinder 3–6 Jahre	Kinder 6 +	Teenager
ıicht einsetzen	nur in der Duftlampe	nur in der Duftlampe	nur in der Duftlampe	Erkältungs- balsam, Duftlampe	Erkältungs- balsam, Duftlampe
ıicht einsetzen	nur in der Duftlampe	nur in der Duftlampe	nur in der Duftlampe	Erkältungs- balsam, Duftlampe	Erkältungs- balsam, Duftlampe
ıicht einsetzen	nicht einsetzen	Erkältungs- balsam, Duftlampe	Erkältungs- balsam, Duftlampe	Erkältungs- balsam, Duftlampe	Erkältungs- balsam, Duftlampe
ıicht einsetzen	nur in der Duftlampe	nur in der Duftlampe	nur in der Duftlampe	nur in der Duftlampe	nur in der Duftlampe
icht einsetzen	nur in der Duftlampe	nur in der Duftlampe	nur in der Duftlampe	nur in der Duftlampe	nur in der Duftlampe
ur Raumluft- esinfektion	Raumluft- desinfektion	Raumluft- desinfektion	Erkältungs- balsam, Warzen, Fieberwickel, Duftlampe	Erkältungs- balsam, Warzen, Fieber- wickel, Duft- lampe	Erkältungs- balsam, Warzen, Fieberwickel, Duftlampe
icht einsetzen	nur in der Duftlampe	nur in der Duftlampe	nur in der Duftlampe	Erkältungs- balsam, Duftlampe	Erkältungs- balsam, Duftlampe, Spezialbalsame

KRÄUTERHEILKUNDE

Freunde naturgemäßer Lebensweise, FNL
Ausbildungen in Österreich und Deutschland
www.fnl.at

www.kraeuterkraftkreis.at
Kräuterwanderungen und Workshops

Name	Botanische Bezeichnung	Wirkung/Einsatz	Babys 0–6 Monate
Lavendel	*Lavandula angustifolia*	entzündungshemmend, antiinfektiös, beruhigend, Hautpflege, Duftlampe	Waschungen, Duftlampe, Raumspray
Lavandin	*Lavandula hybrida*	antiviral - Hautpflege, Duftlampe	nicht verwenden
Thymian	*Thymus officinalis*	Hautpflege (unreine Haut), Duftlampe	Duftlampe
Orangenblüte (Neroli)	*Citrus aurantium fol.*	Hautpflege - Raumbeduftung	Waschungen, Duftlampe
Holunder	*Sambucus nigra*	Hautpflege	nicht verwenden
Rosmarin	*Rosmarinus officinalis*	entzündungshemmend, antiinfektiös, aktivierend, Hautpflege, Duftlampe	nicht verwenden
Rose	*Rosa centifolia, Rosa damascena*	entzündungshemmend, antiinfektiös, beruhigend, Bindehautentzündung, Hautpflege, Duftlampe	Waschungen, Duftlampe, Raumspray
Bergamotte-minze	*Mentha citrata*	antiinfektiös, aktivierend, Duftlampe, Raumspray, Haarpflege	Duftlampe, Raumspray
Teebaum	*Melaleuca alternifolia*	Hautpflege (unreine Haut), Deo	nicht verwenden
Hamamelis	*Aqua hamamelidis*	Hautpflege (unreine Haut), Deo	nicht verwenden
Kamille	*Anthemis nobilis*	Hautpflege	Waschungen
Melisse	*Melissa officinalis*	antiinfektiös, beruhigend, entzündungshemmend, antiviral	Waschungen
Salbei	*Salvia officinalis*	antiinfektiös, entzündungshemmend, erfrischend	Zahncreme

Babys 6–12 Monate	Kinder 1–3 Jahre	Kinder 3–6 Jahre	Kinder 6 +	Teenager
Waschungen, Duftlampe, Raumspray	Waschungen, Duftlampe, Raumspray	Waschungen, Duftlampe, Raumspray	Waschungen, Duftlampe, Raumspray	Waschungen, Duftlampe, Raumspray
nicht verwenden	Raumspray, Duftlampe	Raumspray, Duftlampe	Raumspray, Duftlampe	Hautpflege, Duftlampe, Raumspray
Duftlampe	Raumspray, Duftlampe	Raumspray, Duftlampe	Raumspray, Duftlampe	Hautpflege, Duftlampe, Raumspray
Waschungen, Duftlampe, Raumspray	Waschungen, Duftlampe, Raumspray	Waschungen, Duftlampe, Raumspray	Waschungen, Duftlampe, Raumspray	Waschungen, Duftlampe, Raumspray
nicht verwenden	nicht verwenden	nicht verwenden	nicht verwenden	Gesichtspflege
nicht verwenden	sparsam in Duftlampe oder Raumspray	sparsam in Duftlampe oder Raumspray	sparsam in Duftlampe oder Raumspray	Hautpflege, Duftlampe, Raumspray
Waschungen, Bindehautentzündung, Duftlampe, Raumspray	Waschungen, Bindehautentzündung, Duftlampe, Raumspray	Waschungen, Bindehautentzündung, Duftlampe, Raumspray	Waschungen, Bindehautentzündung, Duftlampe, Raumspray	Waschungen, Bindehautentzündung, Duftlampe, Raumspray
Duftlampe, Raumspray	Duftlampe, Raumspray	Duftlampe, Raumspray, Haarpflege bei Schuppen	Duftlampe, Raumspray, Haarpflege bei Schuppen	Duftlampe, Raumspray, Haarpflege bei Schuppen, Deo
nicht verwenden	nicht verwenden	nicht verwenden	nicht verwenden	Hautpflege (Jungen)
nicht verwenden	nicht verwenden	nicht verwenden	nicht verwenden	Hautpflege (wirkt klärend), Deo
Waschungen, Duftlampe, Raumspray	Waschungen, Duftlampe, Raumspray	Waschungen, Duftlampe, Raumspray	Waschungen, Duftlampe, Raumspray	Waschungen, Reinigungsmilch, Duftlampe, Raumspray
Waschungen, Duftlampe, Raumspray	Waschungen, Duftlampe, Raumspray	Waschungen, Duftlampe, Raumspray	Waschungen, Duftlampe, Raumspray	Waschungen, Herpes, Hautpflege, Duftlampe, Raumspray
nicht verwenden	nicht verwenden	ja	ja	ja

TRÄGERÖLE, GEPRESST

Name	Botanische Bezeichnung	Wirkung/Einsatz	Babys 0–6 Monate
Mandelöl	*Prunus dulcis*	Hautpflege	ja
Jojobaöl	*Simmondsia chinensis*	Hautpflege und Schutz	ja
Macadamianussöl	*Macadamia integrifolia*	Hautpflege	ja
Aprikosenkernöl	*Prunus armeniaca*	Hautpflege - gleichwertig mit Mandelöl	ja
Nachtkerzenöl	*Oenothera biennis*	Hautpflege bei Neurodermitis und Psoriasis	ja
Aloe vera	*Aloe barbadiensis Miller*	Hautpflege bei Neurodermitis und Psoriasis	ja
Olivenöl	*Olea europaea*	Hautpflege	nicht empfehlenswert
Hanföl	*Cannabis sativa*	Hautpflege, Erkältungskrankheiten	nicht empfehlenswert
Sonnenblumenkernöl	*Helianthus annuus*	Hautpflege, Bad	Ölbad
Calophyllum-Inophyllum	*Callophyllum-Inophyllum*	Hautpflege	nicht empfehlenswert
Traubenkernöl	*Vitis vinifera*	Hautpflege	nicht empfehlenswert
Avocadoöl	*Persea americana*	Hautpflege	nicht empfehlenswert
Kokosöl	*Cocos nucifera*	Hautpflege	Sonnenschutz
Rapsöl	*Brassica napus*	Hautpflege, Salben	nicht empfehlenswert
Hagebuttensamenöl	*Rosa mosqueta*	Hautpflege, Wundheilung	nicht empfehlenswert

Babys 6–12 Monate	Kinder 1–3 Jahre	Kinder 3–6 Jahre	Kinder 6 +	Teenager
ja	ja	ja	ja	ja
ja	ja	ja	ja	ja
ja	ja	ja	ja	ja
ja	ja	ja	ja	ja
ja	ja	ja	ja	ja
ja	ja	ja	ja	ja
nicht empfehlenswert	nicht empfehlenswert	nicht empfehlenswert	nicht empfehlenswert	möglich
in Kombination mit Macadamianussöl	in Kombination mit Macadamianussöl	in Kombination mit Macadamianussöl	in Kombination mit Macadamianussöl	in Kombination mit Macadamianussöl
Ölbad	Ölbad	Hautpflege, Bad	Hautpflege, Bad	Hautpflege, Bad
nicht empfehlenswert	Windpocken	Windpocken	Windpocken	Windpocken, Herpes
ja	ja	ja	ja	ja
nicht empfehlenswert	nicht empfehlenswert	nicht empfehlenswert	Fußpflegesalbe	Fußpflegesalbe
Sonnenschutz	Sonnenschutz	Sonnenschutz	Sonnenschutz	Sonnenschutz
Hautschutz	Hautschutz	Hautschutz	Hautschutz	Hautschutz
nicht empfehlenswert	gemeinsam mit Macadamianussöl	gemeinsam mit Macadamianussöl	gemeinsam mit Macadamianussöl	gemeinsam mit Macadamianussöl

MAZERATE (ÖLAUSZÜGE IN OLIVENÖL, MANDELÖL, JOJOBAÖL, ERDNUSSÖL ...)			
Name	Botanische Bezeichnung	Wirkung/Einsatz	Babys 0–6 Monate
Ringelblumenöl	*Calendula officinalis*	Hautpflege	ja
Lavendelöl	*Lavandula angustifolia*	Hautpflege	ja
Thymianöl	*Thymus officinalis*	Erkältungen	nicht empfehlenswert
Johanniskrautöl	*Hypericum perforatum*	Hilfe bei Sonnenbrand, Ohrenschmerzen, Wachstumsschmerzen	gemeinsam mit Jojobaöl bei Ohrenschmerzen hinter dem Ohr verstreichen
Gundelrebenöl	*Glechoma hederacea*	Hilfe bei Ekzemen	nicht empfehlenswert
Gänseblümchen-Mazerat	*Bellis perennis*	Hautpflege	nicht empfehlenswert
Ackerstiefmütterchen	*Viola arvensis*	Hautpflege	nicht empfehlenswert
Vogelmieren-Mazerat	*Stellaria media*	Hautpflege	nicht empfehlenswert
Schafgarbenblüten-Mazerat	*Achillea millefolium*	Hautpflege	nicht empfehlenswert
Monoi Tiare	*Gardenia tahitensis in Cocos nucifera*	Hautpflege	Sonnenschutz
Klettenwurzelöl	*Arctium lappa*	Haarpflege	nicht empfehlenswert
BUTTERN, können grundsätzlich für alle Altersgruppen verwendet werden			
Sheabutter	*Butyrospermum parkii*	Hautpflege, Cremes, Salben	
Kakaobutter	*Theobroma cacao*	Hautpflege, Cremes, Salben	

Babys 6–12 Monate	Kinder 1–3 Jahre	Kinder 3–6 Jahre	Kinder 6 +	Teenager
ja	ja	ja	ja	ja
ja	ja	ja	ja	ja
zart dosiert einsetzbar	ja	ja	ja	ja
gemeinsam mit Jojobaöl bei Ohrenschmerzen hinter dem Ohr verstreichen	bei Ohrenschmerzen und Sonnenbrand	bei Sonnenbrand, Ohren- und Wachstumsschmerzen	bei Sonnenbrand, Ohren- und Wachstumsschmerzen	bei Sonnenbrand, Ohren- und Wachstumsschmerzen
nicht empfehlenswert	nicht empfehlenswert	ja	ja	ja
nicht empfehlenswert	ja	ja	ja	ja
nicht empfehlenswert	nicht empfehlenswert	nicht empfehlenswert	ja	ja, besonders bei Akne
nicht empfehlenswert	Neurodermitis, Schuppenflechte	Neurodermitis, Schuppenflechte	Neurodermitis, Schuppenflechte	Neurodermitis, Schuppenflechte
nicht empfehlenswert	nicht empfehlenswert	nicht empfehlenswert	nicht empfehlenswert	unreine Haut
Sonnenschutz	Sonnenschutz	Sonnenschutz	Sonnenschutz	Sonnenschutz
nicht empfehlenswert	nicht empfehlenswert	Haarpflege	Haarpflege	Haarpflege

Name	Botanische Bezeichnung	Verwendete Teile	Wirkung/Einsatz	Anwendungs-form
Acker-stiefmütterchen	*Viola arvensis*	blühendes Kraut	Hautpflege	Ölauszug, Tee für Kompressen
Apfel	*Malus*	Frucht	Verdauung (Durchfall)	geriebene Frucht
Apfelminze	*Mentha gentilis*	Kraut	Erfrischung	Sirup
Beifuß	*Artemisia vulgaris*	Kraut	Beruhigung	Kräuterpolsterl
Brennnessel	*Urtica dioica*	Kraut	Immunstärkung	Speisen
Eibisch	*Althaea officinalis*	Wurzel	Husten	Sirup, Zuckerln
Fichte	*Picea abies*	Harz, Wipferln	Husten, Hautpflege	Wipferlsirup, Salbe
Gänseblümchen	*Bellis perennis*	blühendes Kraut	Hautpflege, Verletzungen, Speisen	Ölauszug, Tee für Kompressen, Tinktur, Speisen
Gemüsefenchel	*Foeniculum vulgare var. azoricum*	Knollen	Speisen	Speisen
Gundelrebe	*Glechoma hederacea*	blühendes Kraut	Hautpflege, Ölauszug	Ölauszug, Speisen
Heublumen		blühendes Kraut	Beruhigung	Kräuterpolsterl
Hopfen	*Humulus lupulus*	Zapfen (Blüten)	Schlaf	Kräuterpolsterl
Kamille römisch	*Chamaemelum nobile*	Blüten	Hautpflege, Schlaf	Ölauszug, Kräuterpolsterl

Babys 0–6 Monate	Babys 6–12 Monate	Kinder 1–3 Jahre	Kinder 3–6 Jahre	Kinder 6 +	Teenager
nicht einsetzen	Waschungen bei Hautproblemen	Waschungen bei Hautproblemen	Waschungen bei Hautproblemen	Waschungen bei Hautproblemen	Waschungen und Naturkosmetik bei Hautproblemen
ohne Schale gerieben	ohne Schale gerieben	ohne Schale gerieben	ohne Schale gerieben	ohne Schale gerieben	ohne Schale gerieben
nicht einsetzen	nicht einsetzen	Sirup	Sirup	Sirup	Sirup
nicht einsetzen	nicht einsetzen	nicht einsetzen	nicht einsetzen	nicht einsetzen	Menstruationsprobleme
nicht einsetzen	nicht einsetzen	Speisen	Speisen	Speisen	Speisen
nicht einsetzen	nicht einsetzen	Sirup, Zuckerln	Sirup, Zuckerln	Sirup, Zuckerln	Sirup, Zuckerln
nicht einsetzen	nicht einsetzen	Hustensirup, Salbe	Hustensirup, Salbe	Hustensirup, Salbe	Hustensirup, Salbe
nicht einsetzen	Ölauszug, Kompressen	Ölauszug, Kompressen, Speisen	Ölauszug, Kompressen, Tinktur, Speisen	Ölauszug, Kompressen, Tinktur, Speisen	Ölauszug, Kompressen, Tinktur, Speisen
nicht einsetzen	nicht einsetzen	Speisen	Speisen	Speisen	Speisen
nicht einsetzen	nicht einsetzen	Ölauszug, Speisen	Ölauszug, Speisen	Ölauszug, Speisen	Ölauszug, Speisen
Kräuterpolsterl	Kräuterpolsterl	Kräuterpolsterl	Kräuterpolsterl	Kräuterpolsterl	Kräuterpolsterl
nicht einsetzen	Kräuterpolsterl	Kräuterpolsterl	Kräuterpolsterl	Kräuterpolsterl	Kräuterpolsterl
Ölauszug, Kräuterpolsterl, Tee für Kompressen	Ölauszug, Kräuterpolsterl, Tee für Kompressen	Ölauszug, Kräuterpolsterl, Tee für Kompressen	Ölauszug, Kräuterpolsterl, Tee für Kompressen	Ölauszug, Kräuterpolsterl, Tee für Kompressen	Ölauszug, Kräuterpolsterl, Tee für Kompressen

Name	Botanische Bezeichnung	Verwendete Teile	Wirkung/Einsatz	Anwendungsform
Kartoffel	*Solanum tuberosum*	Knolle	Erkältungen	Wickel
Lavendel	*Lavandula angustifolia*	Blüten	Hautpflege, Erkältungen, Einschlafhilfe	Ölauszug, Hustenbalsam, Kräuterpolsterl
Löwenzahn	*Taraxacum officinalis*	Blätter und Blüten	Speisen, Löwenzahnhonig	Speisen
Mandeln	*Prunus dulcis*	Frucht	Hautpflege	Mandelmilch
Schafgarbe	*Achillea millefolium*	blühendes Kraut	Menstruation, Hautprobleme, Erfrischung, Speisen	Kompresse, Sitzbad, Ölauszug, Sirup, Gemüse
Schlüsselblume	*Primula veris*	Blüten	Erkältungen	Hustensirup, Gelee
Schöllkraut	*Chelidonium majus*	Saft	Warzen	Oranger Saft
Spitzwegerich	*Plantago lanceolata*	Blätter	Erkältungen	Hustensirup
Thymian	*Thymus vulgaris*	Kraut	Erkältungen	Hustensirup, Hustenbalsam
Veilchen	*Viola odorata*	Blüten	Erkältungen	Hustensirup, Hustenzuckerln
Vogelmiere	*Stellaria media*	blühendes Kraut	Hautpflege, Speisen	Speisen, Ölauszug, Salbe, Waschungen
Zitrone	*Citrus lemon*	Frucht	Halsschmerzen	Wickel
Zitronenmelisse	*Melissa officinalis*	blühendes Kraut	Erfrischung	Sirup
Zwiebel	*Allium cepa*	Zwiebel	Fieber, Schmerzen	Sirup, Wickel

Babys 0–6 Monate	Babys 6–12 Monate	Kinder 1–3 Jahre	Kinder 3–6 Jahre	Kinder 6 +	Teenager
nicht einsetzen	nicht einsetzen	Wickel	Wickel	Wickel	Wickel
Fußmassage (Einschlafhilfe), Körperpflege, Erkältung (Balsam), Kräuterpolsterl	Fußmassage (Einschlafhilfe), Körperpflege, Erkältung (Balsam), Kräuterpolsterl	Fußmassage (Einschlafhilfe), Körperpflege, Erkältung (Balsam), Kräuterpolsterl	Fußmassage (Einschlafhilfe), Körperpflege, Erkältung (Balsam), Kräuterpolsterl	Fußmassage (Einschlafhilfe), Körperpflege, Erkältung (Balsam), Kräuterpolsterl	Fußmassage (Einschlafhilfe), Körperpflege, Erkältung (Balsam), Kräuterpolsterl
nicht einsetzen	nicht einsetzen	Speisen, Löwenzahn-honig	Speisen, Löwenzahn-honig	Speisen, Löwenzahn-honig	Speisen, Löwenzahn-honig
nicht einsetzen	Hautpflege	Hautpflege	Hautpflege	Hautpflege	Hautpflege
nicht einsetzen	nicht einsetzen	Sirup	Ölauszug, Sirup, Gemüse	Ölauszug, Sirup, Gemüse	Kompresse, Sitzbad, Sirup, Gemüse
nicht einsetzen	nicht einsetzen	Hustensirup, Gelee	Hustensirup, Gelee	Hustensirup, Gelee	Hustensirup, Gelee
nicht einsetzen	nicht einsetzen	nicht einsetzen	nicht einsetzen	Warzen	Warzen
nicht einsetzen	nicht einsetzen	Hustensirup	Hustensirup	Hustensirup	Hustensirup
nicht einsetzen	Hustenbalsam	Hustensirup, Hustenbalsam	Hustensirup, Hustenbalsam	Hustensirup, Hustenbalsam	Hustensirup, Hustenbalsam
nicht einsetzen	nicht einsetzen	Hustensirup	Hustensirup, Hustenzuckerln	Hustensirup, Hustenzuckerln	Hustensirup, Hustenzuckerln
nicht einsetzen	nicht einsetzen	Hautpflege, Speisen	Hautpflege, Speisen	Hautpflege, Speisen	Hautpflege, Speisen
nicht einsetzen	nicht einsetzen	Halsschmerzen	Halsschmerzen	Halsschmerzen	Halsschmerzen
nicht einsetzen	nicht einsetzen	Sirup	Sirup	Sirup	Sirup
nicht einsetzen	Wickel	Sirup, Wickel	Sirup, Wickel	Sirup, Wickel	Sirup, Wickel

INDEX

H

I

J

K

L

M

N

O

P

QUELLENANGABEN UND WEITERFÜHRENDE LITERATUR

Hirsch, S. & Grünberger, F. „Die Kräuter in meinem Garten" Freya-Verlag, ISBN 978-902134-79-0 | **Kleindienst-John, Ingrid „Hydrolate – Sanfte Heilkräfte aus Pflanzenwasser"** Freya-Verlag, ISBN 978-3-99025-053-2 | **Kleindienst-John, Ingrid „Pflanzen und Elemente"** Freya-Verlag, ISBN 978-3-99025-090-7 | **Romer, Marion „Aromatherapie für die ganze Familie"** Hirzel-Verlag, ISBN 978-3-7776-1442-7 | **Weiss, R.F. & Fintelmann, V. „Lehrbuch der Phytotherapie"** Hippokrates-Verlag, ISBN 3-7773-1380-7
Zimmermann, Eliane „Aromatherapie – Die Heilkraft ätherischer Pflanzenöle" Irisana, ISBN 978-3-424-15195